呼吸疾病漫画科普系列

肥胖与肺部疾病 3

主　审　蒋进军

主　编　陈淑靖　韦素兰　胡项俊

副主编　曹丽娜　王媛婷　刘　梁　金序伦

插　图　仇　奕　王艳群

天津出版传媒集团

天津科技翻译出版有限公司

图书在版编目（CIP）数据

肥胖与肺部疾病 / 陈淑靖, 韦素兰, 胡项俊主编. 天津 : 天津科技翻译出版有限公司, 2025. -- (呼吸疾病漫画科普系列). -- ISBN 978-7-5433-4693-2

Ⅰ. R589.2-49；R563-49

中国国家版本馆CIP数据核字第2025P6L778号

肥胖与肺部疾病

FEIPANG YU FEIBU JIBING

出　　版：天津科技翻译出版有限公司
出 版 人：方　艳
地　　址：天津市和平区西康路35号
邮政编码：300051
电　　话：（022）87894896
传　　真：（022）87893237
网　　址：www.tsttpc.com
印　　刷：天津海顺印业包装有限公司
发　　行：全国新华书店
版本记录：890mm × 1240mm　32 开本　2.75印张　100千字
2025 年 5 月第 1 版　2025 年 5 月第 1 次印刷
定价：28.00元

（如发现印装问题，可与出版社调换）

和我们一起关注
肥胖人群吧

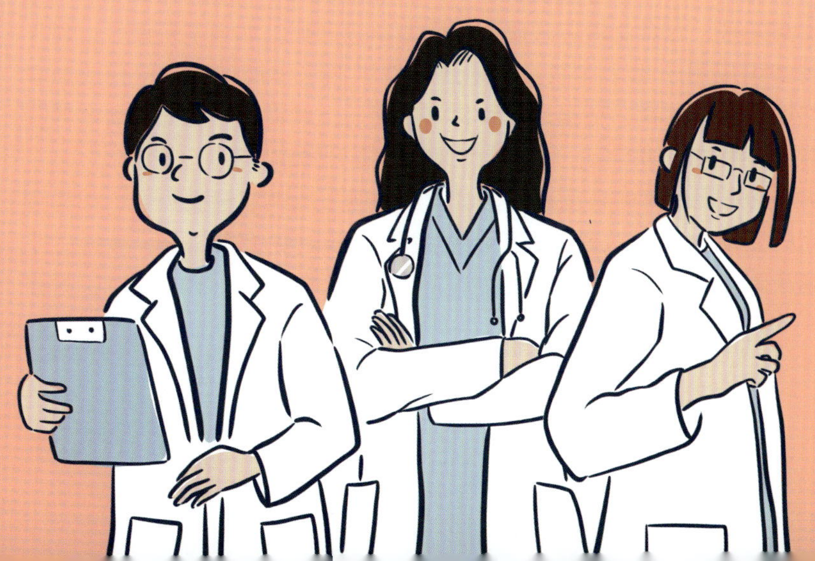

序 言

在当今时代，健康已成为国家发展和人民幸福的核心议题。健康，既事关个人福祉，也是国家繁荣、社会进步和中华民族伟大复兴的基石。随着《“健康中国2030”规划纲要》的实施和有效推进，我国国民健康素养得到了极大的提升，健康水平持续改善。在此背景下，《肥胖与肺部疾病》一书的出版恰逢其时，为公众健康教育注入了新的内容和活力。

肥胖是全球性的公共卫生问题，已成为影响人类健康的重大隐患。它不仅与心血管疾病、内分泌代谢性疾病、癌症等慢性疾病密切相关，更是肺部健康的重要威胁。然而，尽管肥胖的危害日益凸显，但是公众对其与肺部疾病关联的认知仍相对匮乏。肥胖低通气综合征、睡眠呼吸暂停综合征等疾病，往往在无声中侵袭患者的呼吸功能，降低患者的生活质量。由于早期识别与干预的体系尚未建立、完善，所以这些疾病成为公众健康的隐匿杀手。

《肥胖与肺部疾病》的出版，旨在弥补这一领域的认知不足。它以深入浅出的笔触，系统阐述了肥胖与肺部疾病的关系，将复杂的医学知识转化为通俗易懂的语言，使每一位读者都能轻松掌握。本书创新性地突破了传统医学科普的局限，融合多学科视角，全面剖析二者关系，并提供科学的健康指导。书中结合大量实际案例，通过真实患者的经历，生动呈现疾病的因果关系，以及生活方式改变带来的积极影响，增强了可读性，便于读者将知识应用于生活实践。书中还特别强调了早期识别与干预的重要性，并通过合理饮食、适量运动和良好生活习惯的调整，指导读者有效预防肥胖及其相关肺部疾病，降低疾病风险，提升健康水平。

从国家宏观政策的角度来看，“健康中国”战略以预防为主、倡导健康文明的生活方式为核心，而肥胖防控作为其重要组成部分，直接关乎全民健康素养的提升和健康社会的构建。本书的出版，不仅是对医学研究成果的系统梳理，更是对公众健康教育的有力推动。它为公众提供了科学、实用的健康指南，帮助人们全面理解肥胖的危害，并采取积极有效的措施来预防和控制肥胖及其相关疾病。作为卫生健康工作者，我们深知传播健康知识、提升公众健康意识的重任，本书的出版正是我们在这一道路上迈出的坚实一步，为推动“健康中国”建设贡献一份力量。

在“健康中国”的征程中，每一个个体的健康都至关重要，每个人都是自己健康的第一责任人。我们希望通过本书，能够让更多的人了解肥胖与肺部疾病的关系，掌握科学的预防和治疗方法，从而共同迈向“健康中国”的美好未来。我们将以科学为指引，以健康为目标，携手共进，努力奋斗。

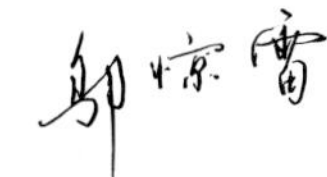

上海市科协副主席

上海市医学会会长

2025年3月25日

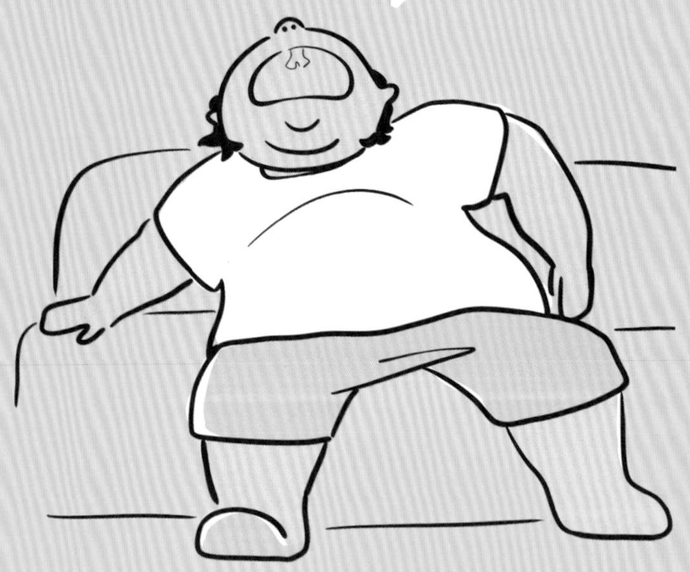
吃力，不想动～

前　言

随着经济的快速发展和生活方式的显著变化，肥胖已成为全球性的重大公共卫生挑战，对人们的健康和生活质量产生严重影响。在中国，肥胖问题日益严峻，成年人肥胖率高达16.4%，影响着约1.8亿人，成为全球肥胖症人群较多的国家之一。面对这一挑战，2024年国家卫生健康委员会正式提出了“体重管理年”， 这与《“健康中国2030”规划纲要》的目标高度契合，旨在倡导健康生活方式，提高全民体重管理意识，预防和控制超重和肥胖，以实现“健康中国2030”的战略目标。

肥胖不仅与心血管疾病、糖尿病等慢性疾病紧密相关，还与多种肺部疾病有着密切的联系。因此，我们特别推出了《肥胖与肺部疾病》一书，它是一本以漫画形式解读肥胖与肺部疾病的科普图书。

本书以前所未有的趣味性和生动性，带领读者深入探索肥胖与肺部疾病的复杂关系。我们精心策划了本书的结构和内容，以确保图书的专业性与科普性并重，书中每一页都充满了引人入胜的漫画和简洁明了的解释，使得复杂的医学信息变得亲切而易于理解。从肥胖的流行病学数据出发，本书逐步介绍肥胖对全身和肺部的危害，以及肥胖带来的多方面影响。通过案例分析，揭示了肥胖与呼吸系统疾病之间的联系，并提供了科学的生活方式和合理的医学干预措施，旨在为肥胖人群及其家属、临床医护人员，以及相关管理人员提供全面、科学的参考资源。

让我们一起翻开这本书，开启一段关于肥胖与肺部疾病的科普之旅。愿本书能够成为您健康生活的良师益友。同时，我们也期待广大读者的宝贵意见，以帮助我们不断改进和完善内容。

陈淑靖　韦素兰　胡项俊

2025年3月15日于上海

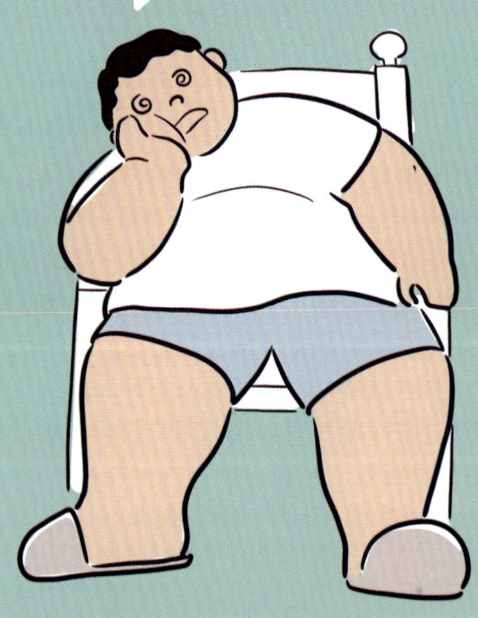
已经吃了三种药了，血压、
血糖还是控制不好～

目 录

PART 1 我是不是肥胖者 01

PART 2 肥胖危害知多少 14

PART 3 当肥胖影响肺 22

PART 4 肥胖人群全方位管理 40

PART 5 肥胖人群康复秘籍 62

附录 74

参考文献 75

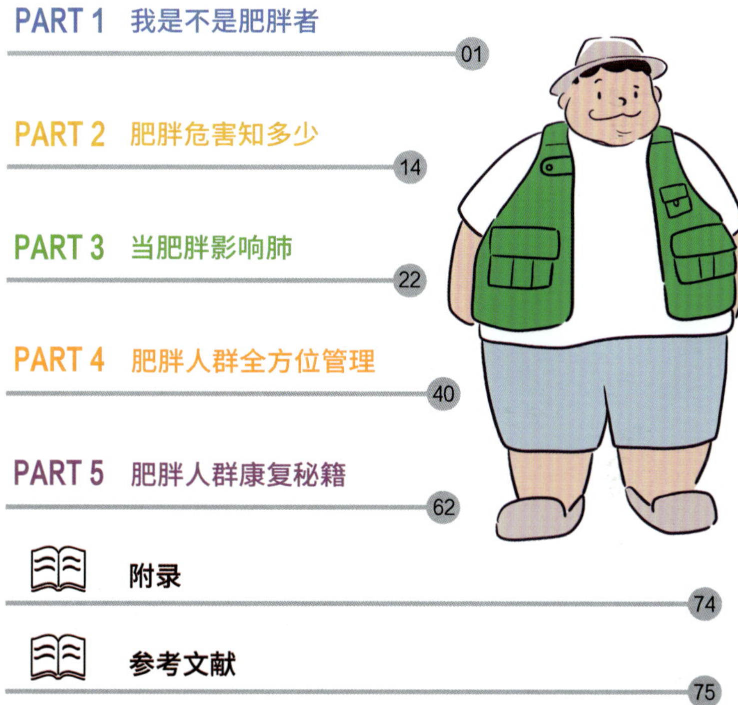

科学管理体重，为健康保驾护航

智能阅读向导为您严选以下专属服务

领取推荐书单

获取科普书单，
了解更多的科普知识。

系列图书资源

点击获取系列图书相关资源。

读者社群

加入书友社群，
和大家交流探讨肥胖和肺部疾病相关话题。

放松心情练习锦囊

包括渐进式肌肉放松训练、睡眠指南、正念冥想指南的学习内容。

扫码添加
智能阅读向导

操作步骤指南

微信扫码直接使用资源，无需额外下载任何软件。如需重复使用可再扫码，或将需要多次使用的资源、工具、服务等添加到微信“收藏”功能。

Part 1

我是不是肥胖者

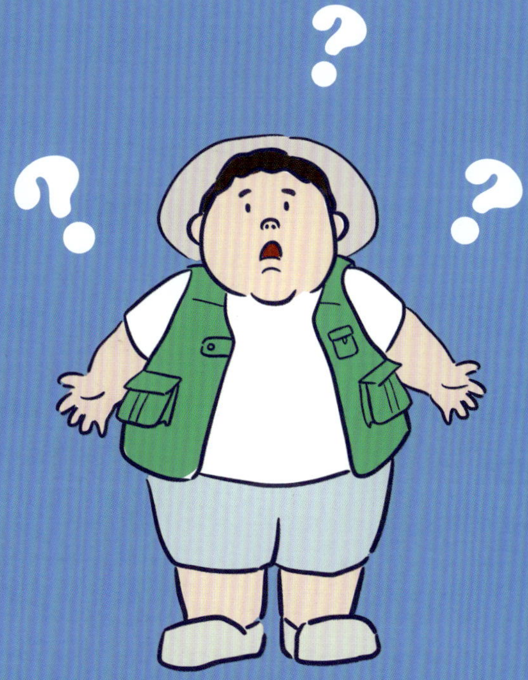

自1990年以来
全球成人肥胖者增加了1倍多
青少年肥胖者增加了3倍

- 全球约有10亿人患有肥胖症。
- 世界上每8人中就有1人患有肥胖症。
- 5岁以下儿童约有3700万人超重。
- 超过3.9亿儿童和青少年(5~19岁)超重，其中1.6亿患有肥胖症。
- 全球有25亿成人超重，8.9亿成人肥胖。

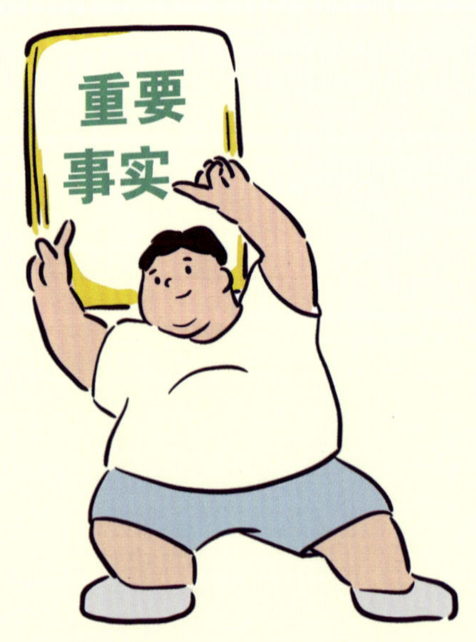

TIPS：肥胖是一种身体状态，而肥胖症是一种疾病。肥胖可能发展为肥胖症，但并非所有肥胖者都会被诊断为肥胖症。

随着人们生活水平的提高和膳食结构的改变，超重 / 肥胖人口占比不断增加，逐渐向年轻化发展，已成为严重影响国人身心健康的主要公共卫生问题。

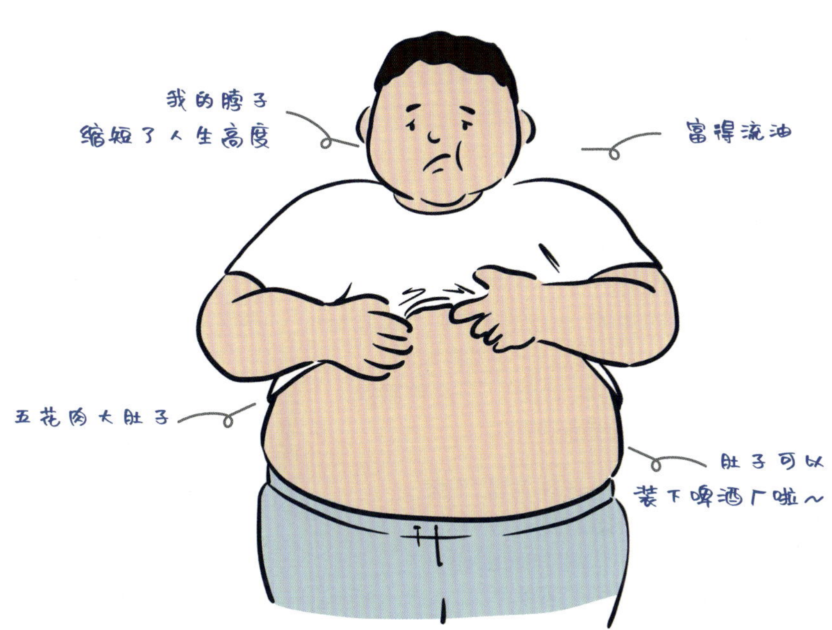

肥胖的定义

肥胖是指一定程度的明显超重与脂肪层过厚，是体内脂肪，尤其是甘油三酯积聚过多而导致的一种状态。它不是指单纯的体重增加，而是体内脂肪组织积聚过剩的状态。由于食物摄入过多或机体代谢的改变，体内脂肪积聚过多，造成体重过度增长，并引起人体病理、生理改变。

你是“苹果”还是“梨”？

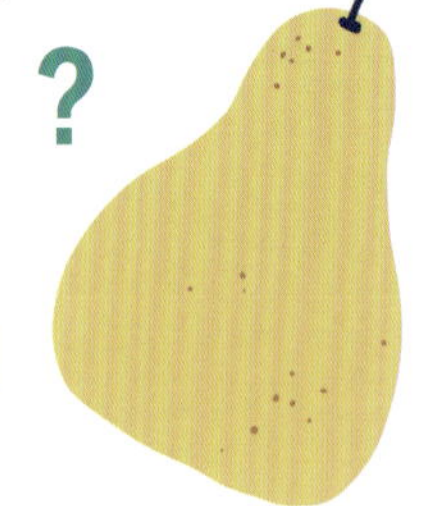

根据脂肪在体内堆积的程度和部位，可以将肥胖分为两种类型，即**中心性肥胖**和**周围性肥胖**。

中心性肥胖

又称腹型肥胖或向心性肥胖。

如果你的脂肪主要堆积在腹部，四肢相对较细，表现为“啤酒肚”“将军肚”，那么你属于“中心性肥胖”，这种肥胖还被比喻为“苹果型肥胖”。

这种肥胖类型不仅表现为皮下脂肪的增多，更重要的是内脏脂肪的堆积，与多种代谢性疾病和心血管疾病的发生有密切关系。

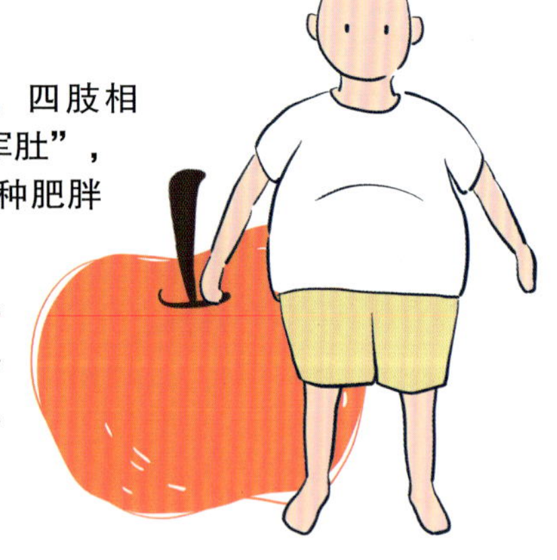

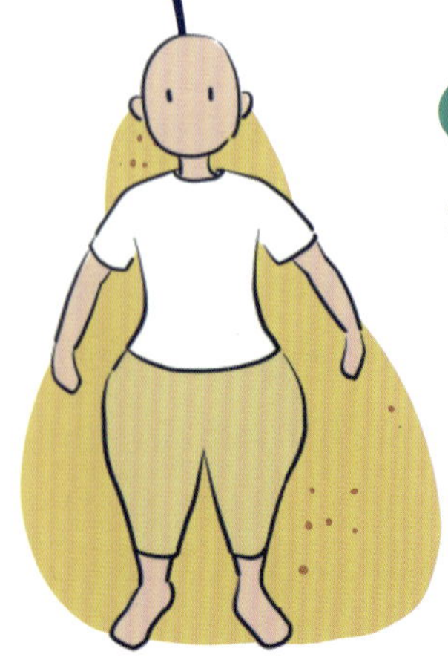

周围性肥胖

如果你的脂肪主要堆积在臀部和大腿，那么你属于“周围性肥胖”，这种肥胖还被比喻为“梨型肥胖”。

“苹果” VS “梨” 哪种更不健康？

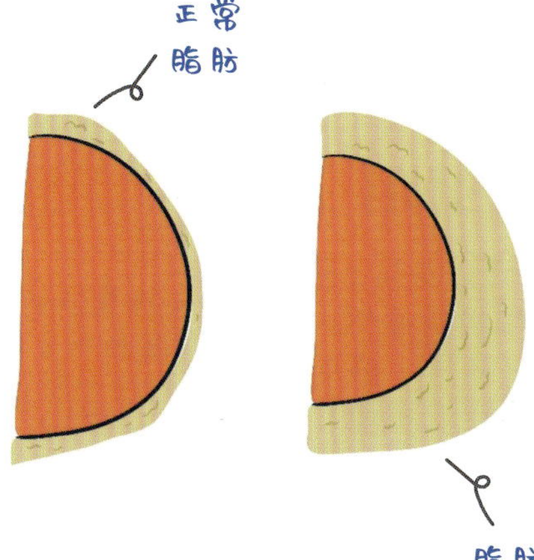

Round 1 风险对比

由于中心性肥胖者的心脏、肝脏、肾脏等内脏器官周围脂肪明显增多，因此，发生肥胖相关疾病的风险高于周围性肥胖。

Round 2 减肥难度对比

中心性肥胖者要把肚子减下来相对容易，而周围性肥胖者要把大腿和臀部脂肪减下来，需要付出更多的努力。

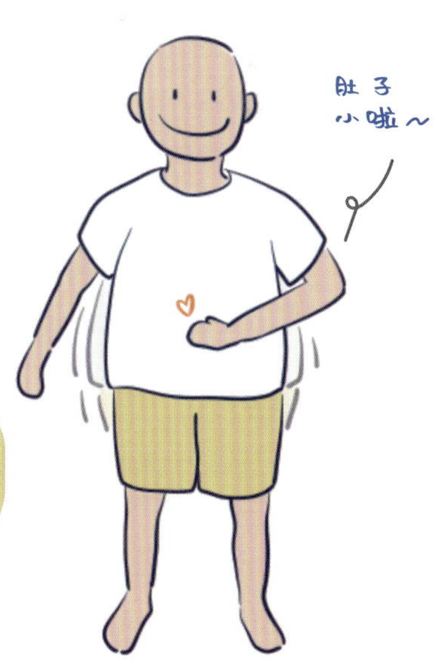

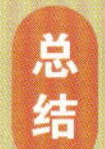
总结

如果你的身材既是“苹果”又是“梨”，那么这种身材的不健康指数会更高。

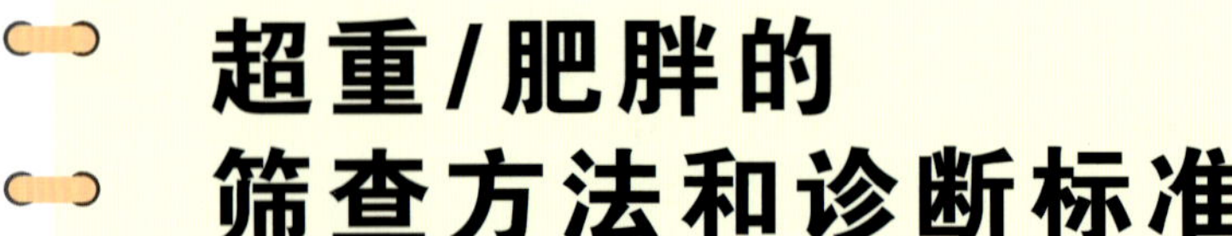

超重/肥胖的筛查方法和诊断标准

要判断一个人是否肥胖，通常需要考虑多个指标哦～

01 体重指数（BMI）

BMI是通过**体重（千克）除以身高（米）的平方**来计算的，可用来间接评估人体的脂肪成分。BMI简单易用，是国际上测量与诊断超重和肥胖使用最广泛的指标。

体重(kg)
÷身高的平方(m²)
BMI

诊断标准

世界卫生组织(WHO)标准

18.5~25 kg/m²	25~29.9 kg/m²	≥30 kg/m²
正常体重	超重	肥胖

中国标准

<18.5 kg/m²	18.5~23.9 kg/m²	24~27.9 kg/m²	≥28 kg/m²
体重过低	正常体重	超重	肥胖

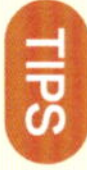

- 国人建议参考中国标准。
- “最佳”健康体重对每个人来说都不一样。出于这个原因，定义的“健康BMI”被指定为一个重要的范围，以解释个体差异。

在人群水平上，BMI提供了与肥胖相关的健康风险的有力指标，是全球用于评估与饮食和身体成分相关的健康风险的主要指标，但它并不适用于所有人。

BMI 可能不适合评估人群

- 17 未满18岁
- 妊娠或哺乳中
- 运动员
- 有水肿的患者
- 正在做重量训练
- 身体虚弱或久坐不动的老年人

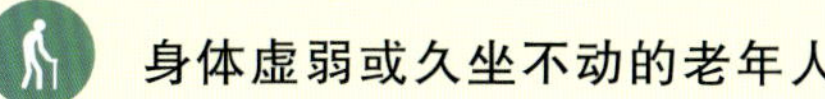

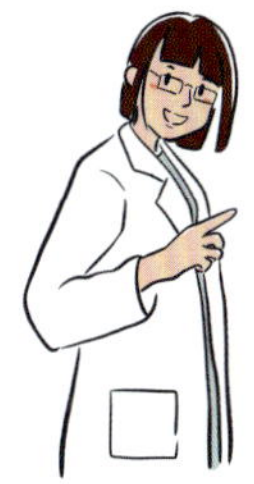

BMI作为超重及肥胖的常用和诊断指标，其临床应用有一定的局限性，并不能反映个体间脂肪分布的差异。因此，医生通常会结合BMI与其他指标（如腰围、腰臀比、体脂百分比、血糖等）来全面评估个体的健康状况。

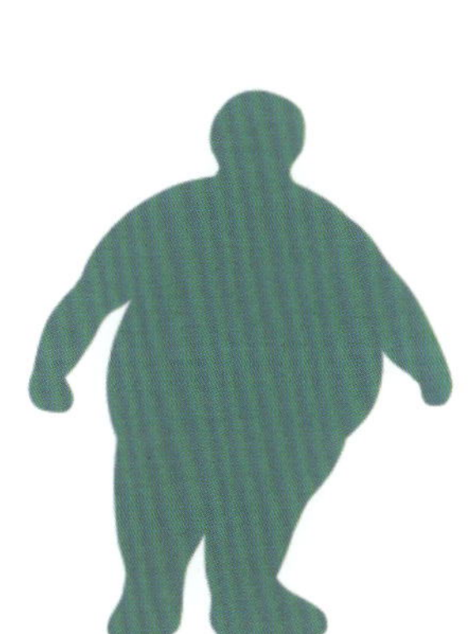

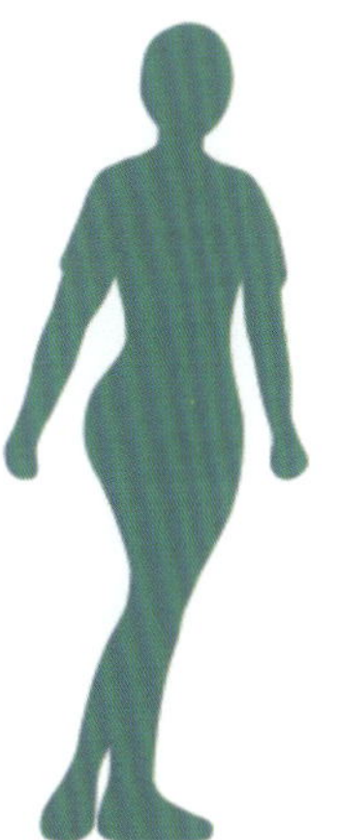

02 腰围(WC)

WC是判断中心性肥胖的指标。成年男性WC≥90 cm、成年女性WC≥85 cm，即可将其诊断为中心性肥胖。

诊断标准

男性WC

85~90 cm	≥90 cm
中心性肥胖前期	中心性肥胖

女性WC

80~85 cm	≥85 cm
中心性肥胖前期	中心性肥胖

如何测量WC?

使用软尺，找到肋骨最低处和髂骨最高处，两处之间找到腰部最窄部位的周长即为WC。

被测者身体直立，在呼气后、还没吸气时，进行测量。测量时不要在饭后立即进行，最好在空腹时测量，如早晨起床后。

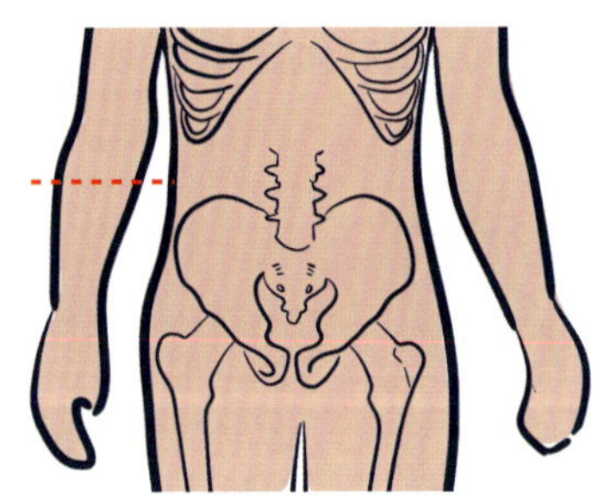

如果身体已经肥胖到找不到腰部最细的位置了，怎么办?

在身体两侧，找到肋骨最下端和髂骨最上端两点，取中间点位置水平绕一圈进行测量。

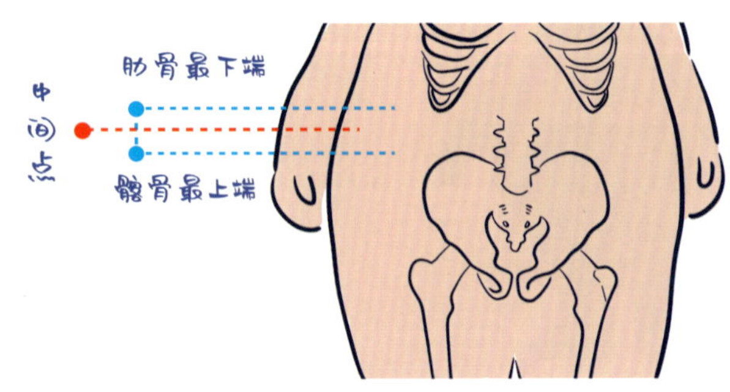

03 腰臀比(WHR)

WHR是腰围除以臀围的比值，是判定中心性肥胖的一个重要指标。WHR不仅反映身体脂肪的分布，而且与健康风险紧密相关。

人和人之间，骨架、肌肉量都有很大差异，所以只看WC还不够，同时计算WHR更为准确。

如何测量臀围?

测量时需要穿着贴身的内衣裤。被测者两腿并拢直立，双眼平视前方，自然均匀呼吸，两臂自然下垂。测量者用软尺经过臀部最高点（最凸出）的位置水平绕一圈进行测量。

如果身体已经肥胖到找不到臀部最翘的位置了，怎么办?

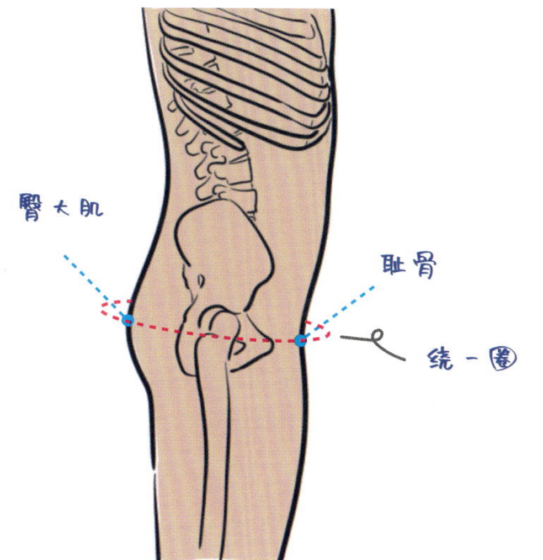

站立时，观察自己的侧面，找到臀部最宽的位置。通常这个位置位于臀部两侧最突出的地方，水平位置绕一圈进行测量。

将测量后的腰围数据和臀围数据代入公式：

腰围 ÷ 臀围= WHR

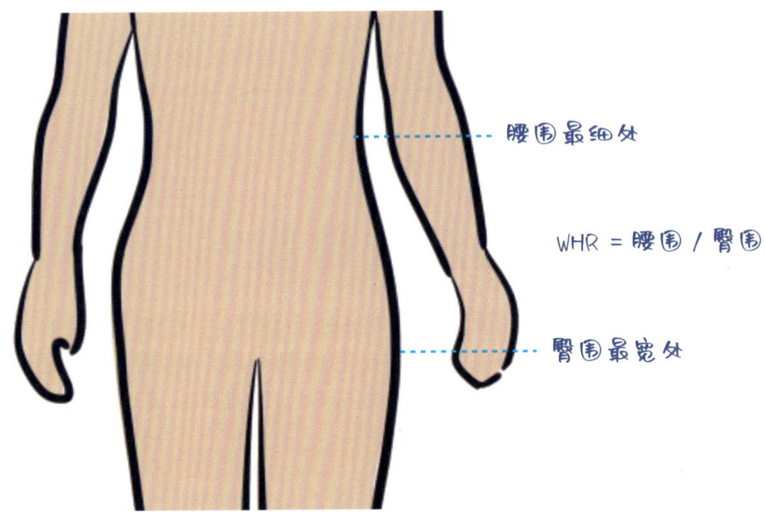

如果

男性WHR>0.9
女性WHR>0.85

则可能存在较高的中心性肥胖的风险或不健康风险。

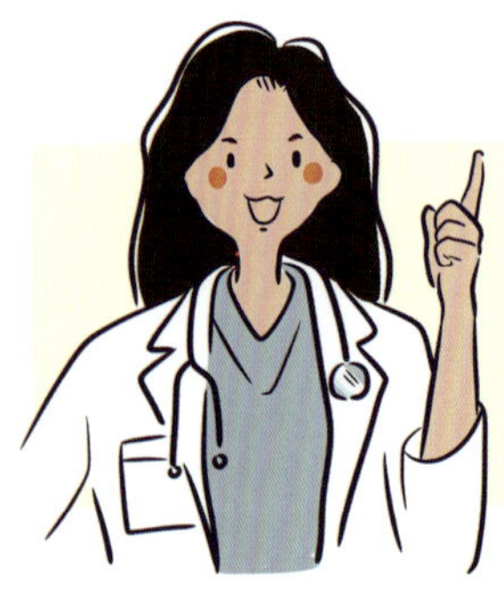

一般来讲，脂肪堆积在腰腹部比堆积在大腿和臀部，对身体的危害要大得多。腰腹部肥胖很容易导致糖尿病、高血压、冠心病、脑卒中和高脂血症等疾病的发生。

04 颈围

颈围是人体颈部的围度，通常使用卷尺进行测量。其大小可以反映颈部皮下脂肪的积聚程度，是评估上半身脂肪分布的重要指标之一。

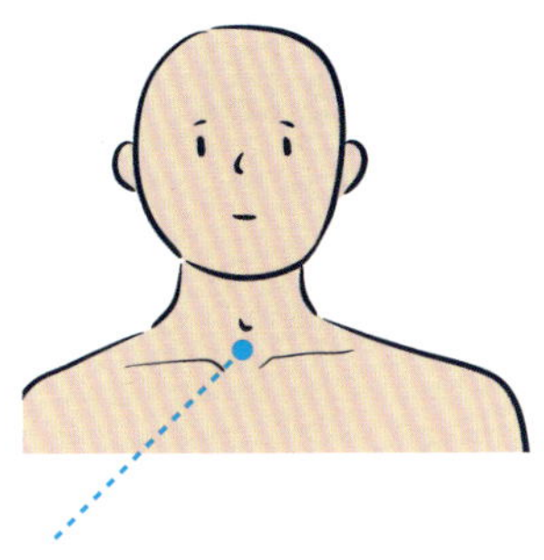

如何测量颈围？

前侧定位测量点：将软尺的另一端放在颈部前面，位于喉结下方的凹陷处，即气管的上方。

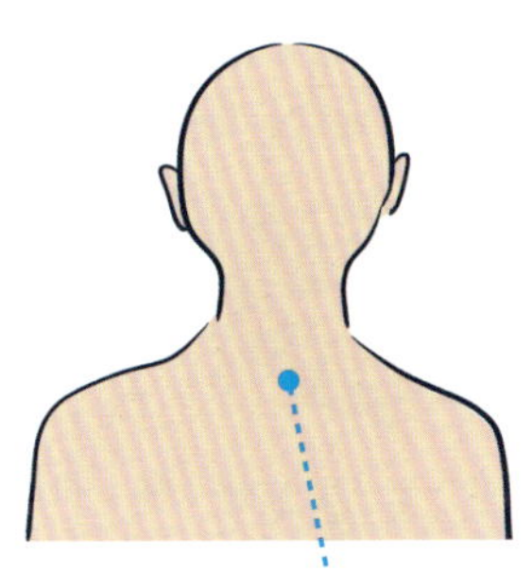

后侧定位测量点：将软尺放在颈部的后面，位于第七颈椎棘突（即颈椎最突出的骨头）的上方。这个位置通常被称为C7，是颈部最突出的骨头。

根据WHO的建议，健康成人的颈围：

男性<38cm

女性<35cm

如果颈围超标，则意味着颈部皮下脂肪增多。

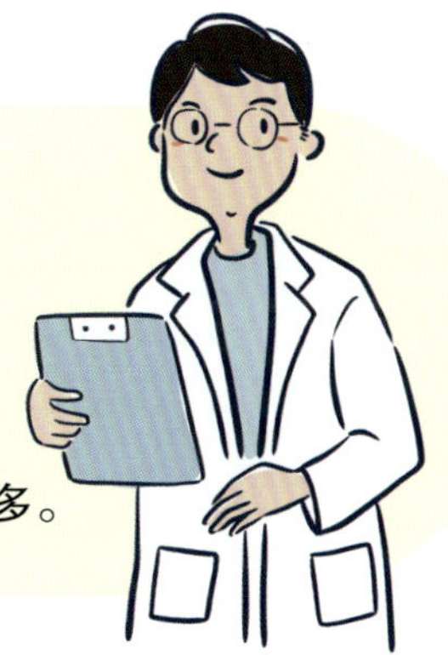

05 皮褶厚度

皮褶厚度需要使用皮褶厚度卡尺对特定部位进行测量，包括皮肤及皮下脂肪的厚度，常用测量部位有肱三头肌、肩胛下角、腹部脐旁，可用于间接评估身体脂肪的含量及分布。

皮褶厚度的测量方法和正常范围

用拇指、食指和中指这三指，将皮肤捏住并提起来，注意不要捏到肌肉。

肱三头肌

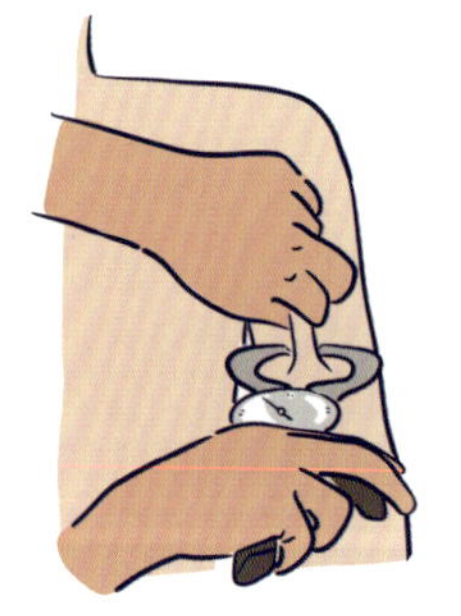

上臂自然下垂，从肩峰（臂肩最高点）到鹰嘴（胳膊肘）连线的中点位置。

皮褶厚度的正常范围：
男性 11.3 ~ 13.7 mm
女性 14.9 ~ 18.1 mm

肩胛下角

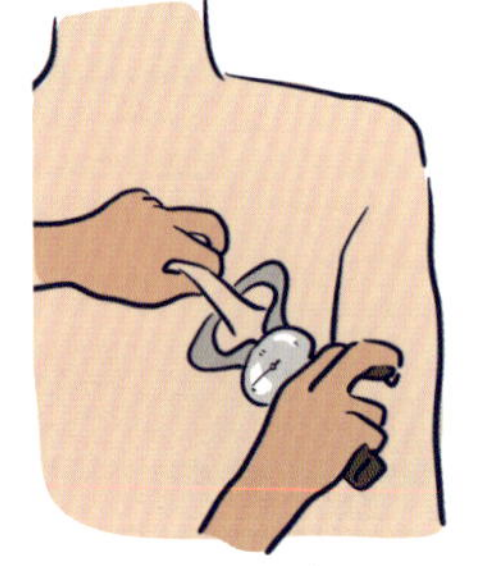

上臂自然下垂，在右肩胛下角下方约 1 cm 处沿肩胛骨走向，与脊椎线呈 45° 的地方捏起皮肤进行测量。

皮褶厚度的正常范围：
男性 14.8 ~ 17.6 mm
女性 19 ~ 21.6 mm

腹部脐旁

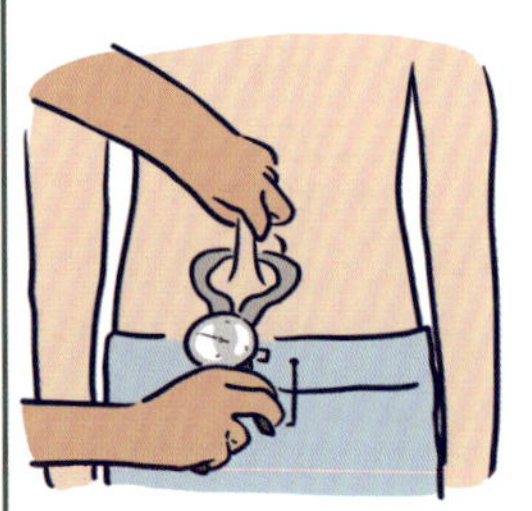

身体直立，在腹部脐右侧约2cm 处进行测量。

皮褶厚度的正常范围：
男性 5 ~ 15 mm
女性 12 ~ 20 mm

以 WHO 推荐的三处皮褶厚度之和作为判定数值

上臂肱三头肌部+肩胛下角部+腹部脐旁部三处皮褶厚度之和

三处皮褶厚度之和的正常范围为：男性 10 ~ 40 mm，女性 20 ~ 50 mm。

若**成年男性 > 40 mm，成年女性 > 50 mm**，则属于肥胖。

06 其他指标和测量方法

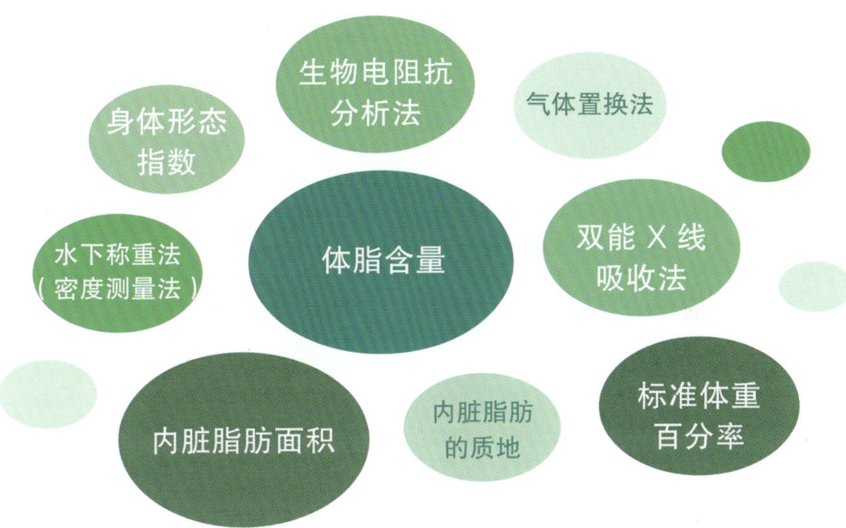

肥胖不应只关注成年人 愈发严重的儿童肥胖问题也不容忽视

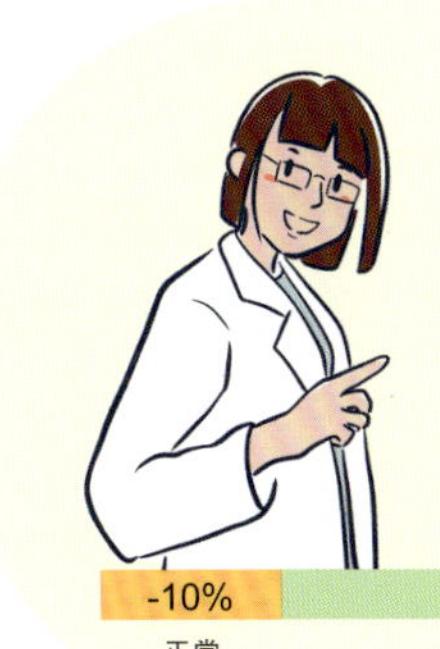

对于儿童肥胖，WHO推荐以标准身高体重法对儿童肥胖进行判定。标准体重计为100%，其计算方法为：

1～6岁儿童：标准体重（kg）= 年龄×2+8；

青春期儿童（女）：标准体重（kg）=[身高（cm）－150]×0.6+50；

青春期儿童（男）：标准体重（kg）=[身高（cm）－150]×0.75+50。

-10%	100%	+10%	＞15%	＞20%	＞30%	＞50%
正常	标准体重	正常	超重	轻度肥胖	中度肥胖	重度肥胖

Part 2

肥胖危害知多少

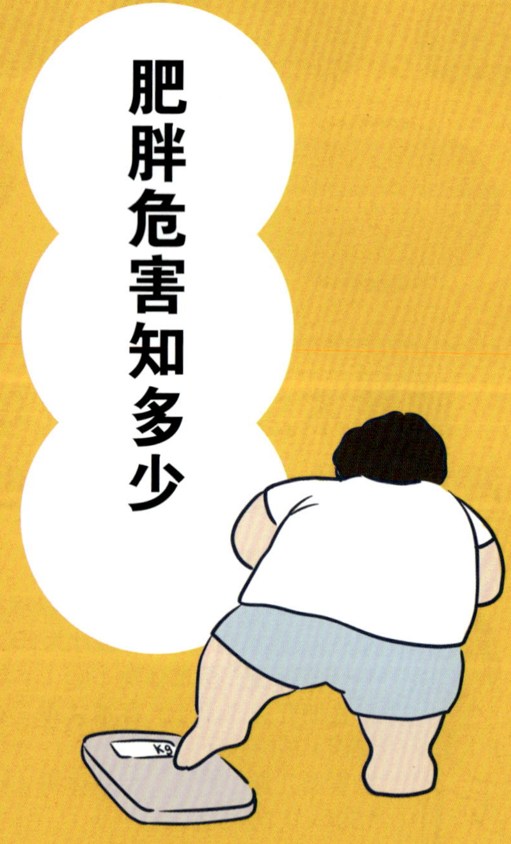

肥胖是现代社会中一个日益严重的问题，也是一种全球性的健康问题。它与多种慢性疾病有关，包括心血管疾病、糖尿病、某些类型的癌症，以及睡眠呼吸障碍等。它不仅影响个人的身体健康，还可能带来一系列心理和社会方面的问题。

医生，我感觉我吃得不多呀，
我是不是那种喝凉水
都会胖的人？

水本身不含热量，
是一种0卡路里的饮品，
正常饮水并不会导致
体重增加哦～

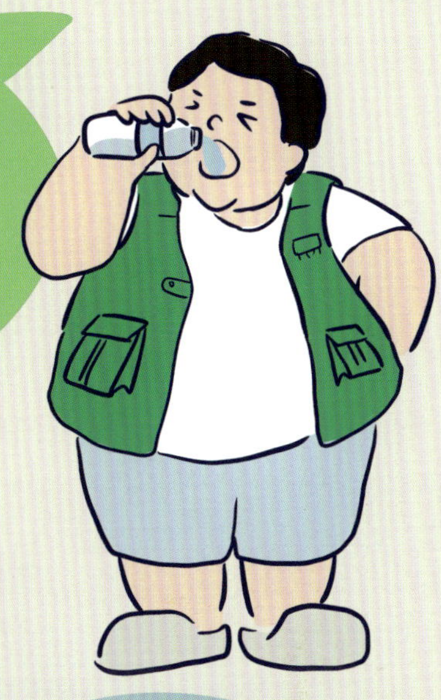

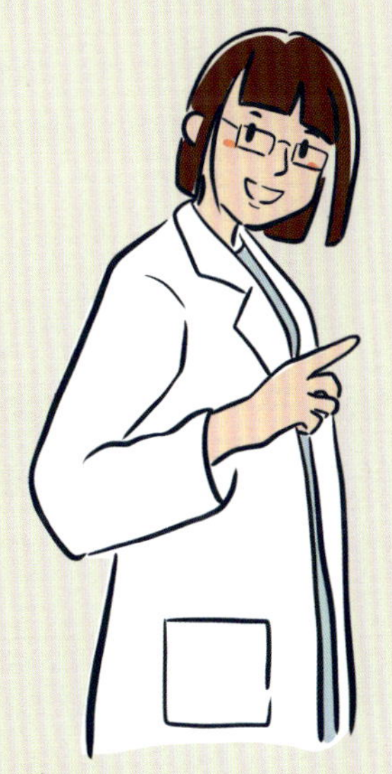

肥胖的形成原因有哪些?

食物
摄入量

新陈代谢
能量消耗

体育
活动

暴饮
暴食

社会文化
缺乏知识
进食不受控制
饥饿后
情绪化饮食
吃零食
缺乏睡眠
药物

能量
消耗低

老龄化
性别
遗传和表观遗传学
神经内分泌因素
餐后产热
棕色脂肪
骨骼肌减少
微生物群
药物

身体
运动量少

社会文化
体能挑战
慢性疲劳
肌肉疼痛
关节疼痛
体能水平低
情感障碍
工作场所
药物治疗

01 遗传因素

肥胖是一种多基因遗传的复杂疾病，涉及多种遗传变异和生物学通路，并与环境因素相互作用。

02 生活方式

A.饮食习惯不健康

不健康的饮食习惯：一是饮食结构不健康，二是摄入大于消耗。

- 高热量：快餐、甜点、油炸食品、高糖饮料等。
- 高脂肪：肉类、奶制品、烘焙食品、坚果、油类等。
- 高糖：食用糖、糖果、精制谷物、高糖饮料、糕点甜食、高糖水果等。

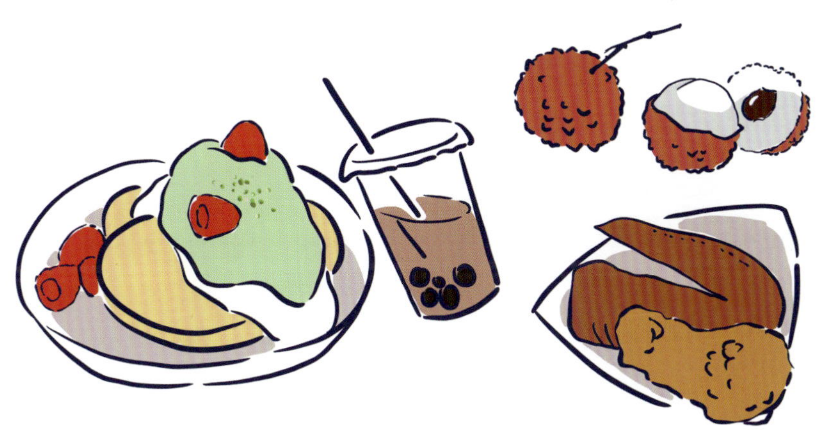

B.运动不足

运动不足是现代生活中的一个常见问题，体现在：

- 工作机械化、自动化的增加。
- 家务劳动的减少。
- 以车代步。
- 久坐的习惯。

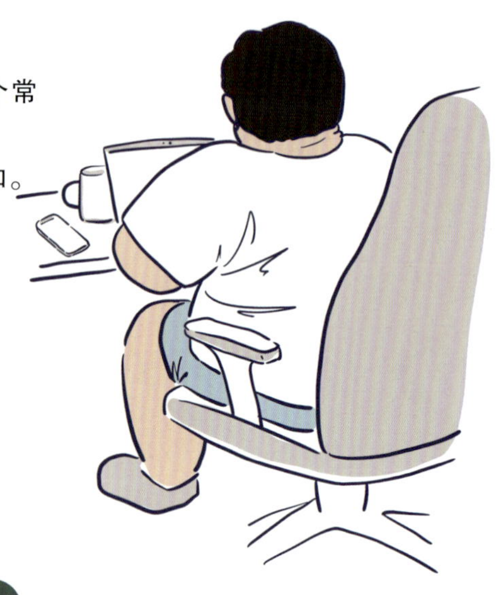

C.睡眠习惯不健康

最常见的情况是睡眠不足，分为两种，一种是睡眠总时间不够，美国睡眠基金会建议不同年龄段的睡眠时长为：

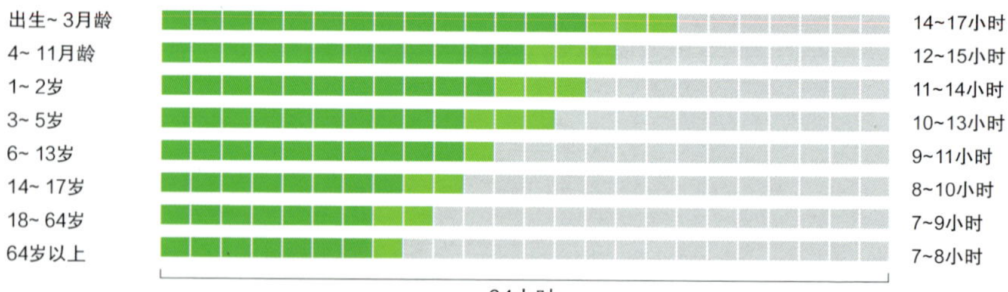

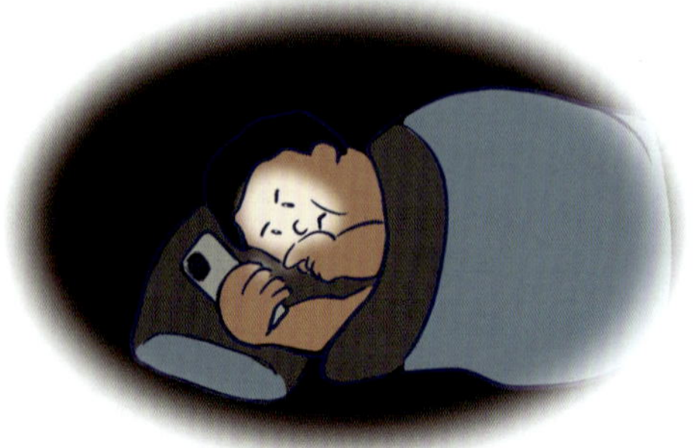

另一种则是深度睡眠的时间不足，一个完整的睡眠周期为入睡期、浅睡期、深睡期、快速眼动期。

注意：无论是睡得过少或过多，其对健康及身材来讲都不是一件好事。

03 心理因素

心理健康障碍和各种消极的情绪会导致饮食行为异常和体育活动减少。情绪性进食和暴饮暴食可导致肥胖。而肥胖患者又会因个人形象差而缺乏自信，从而加重心理负担，产生心理疾病，形成恶性循环，继而增加肥胖风险。

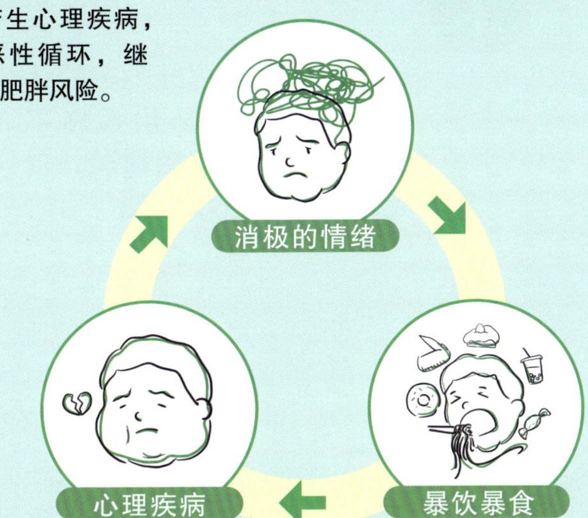

04 疾病和药物因素

有些疾病可能会导致肥胖或体重增加，包括库欣病和多囊卵巢综合征等。另外，像关节炎之类的病痛问题也会导致患者运动量降低，从而导致体重增加。

有些药物也可能导致体重增加，包括抗抑郁药、抗癫痫药、抗精神病药、糖尿病药物、类固醇药物等。但不应擅自停药，应在医生指导下调整治疗方案。

05 其他因素

其他因素包括：①年龄；②妊娠。

中国肥胖防控的主要挑战

1

居民普遍对于肥胖危害的认识不足，肥胖防治措施不当，健康素养基础薄弱，自我健康管理能力不足。

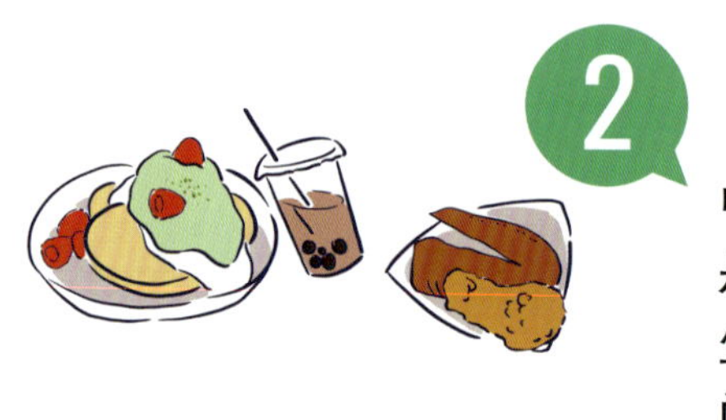

2

中国居民的生活方式（主要是饮食习惯和体力活动）发生了巨大的改变，中国肥胖问题日益严重。

3

关于肥胖的防控政策体系需要完善，需要通过政策引导、教育普及和个人生活方式的改变，来有效应对肥胖带来的健康问题和社会经济挑战。

肥胖及其多种共病影响多个系统、器官和组织

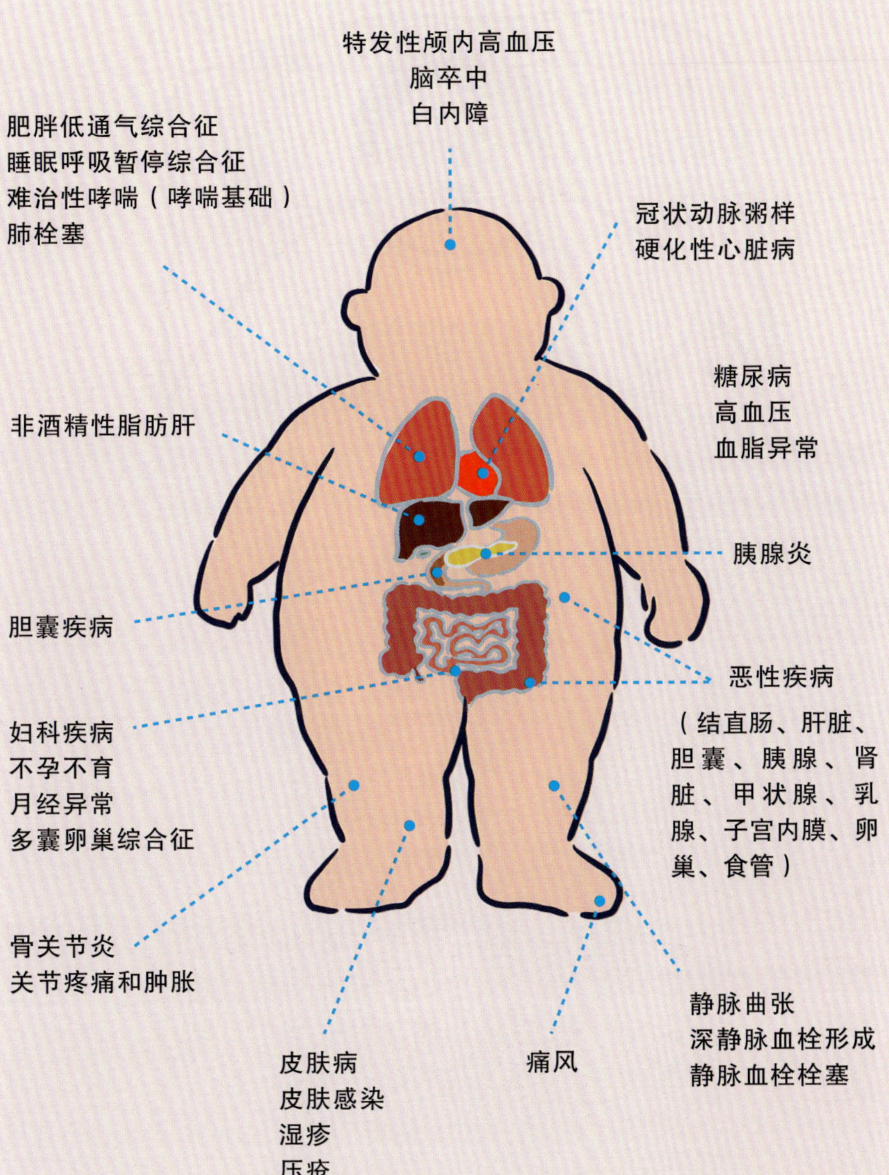

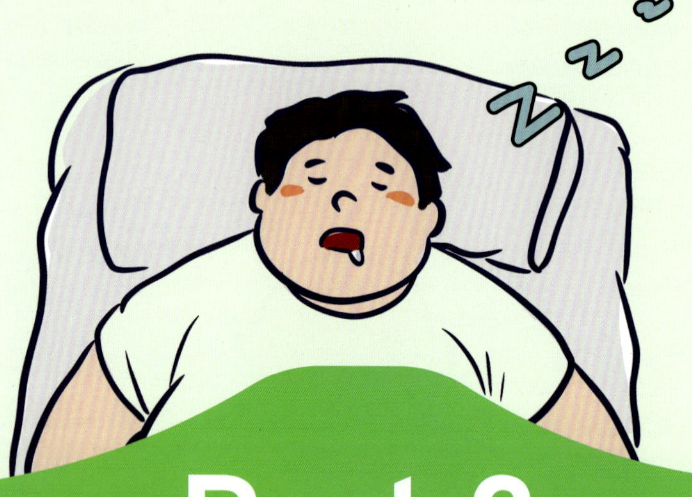

Part 3

当肥胖影响肺

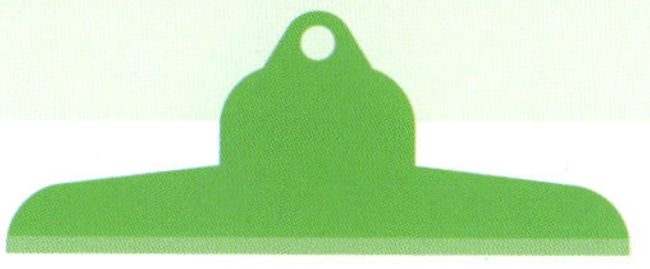

先看案例

01 男性，36岁，身高 173 cm 体重 140 kg，BMI 46.8 kg/m^2

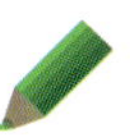

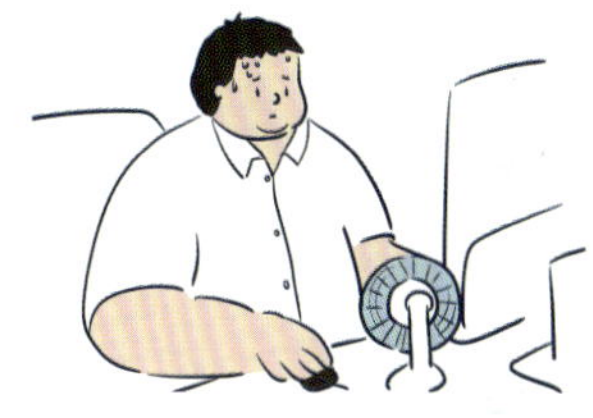

近1年体重逐月增加，从90 kg→140 kg，平时步行数步就有气短，工作时总是大汗淋漓，但稍一坐定，即会不自觉打盹。

意识到体重增加过快，已在克制饮食，减少每餐摄入量，戒碳酸饮料，工作中虽走路气喘还是坚持尽量多走多动，然而几乎未见任何效果。

本次就诊前，突然在家出现嗜睡、大小便失禁的情况。至医院就诊，经过内分泌科和普外科评估，考虑行**胃减容手术**以起到减重的目的。

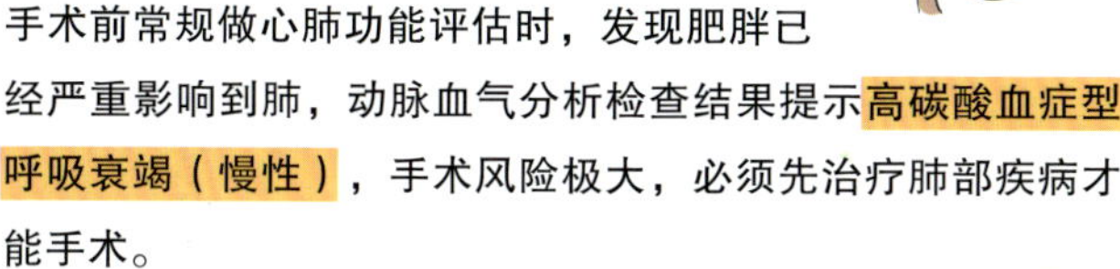

手术前常规做心肺功能评估时，发现肥胖已经严重影响到肺，动脉血气分析检查结果提示**高碳酸血症型呼吸衰竭（慢性）**，手术风险极大，必须先治疗肺部疾病才能手术。

疾病名称	肥胖低通气综合征（OHS）

名词解释：动脉血气分析

血气分析可以了解氧气（O_2）的供应、二氧化碳（CO_2）水平及酸碱平衡状况。对于危重症或者慢性肺部疾病急性加重的患者，其有着非常重要的意义。虽然动脉血、静脉血都可以用于分析，但临床上更常用动脉血来分析。

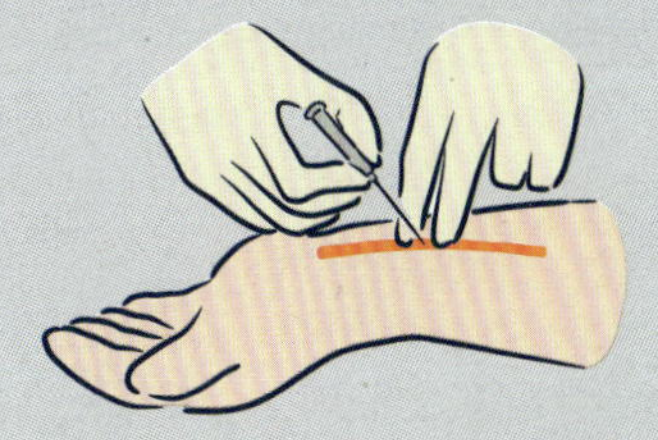

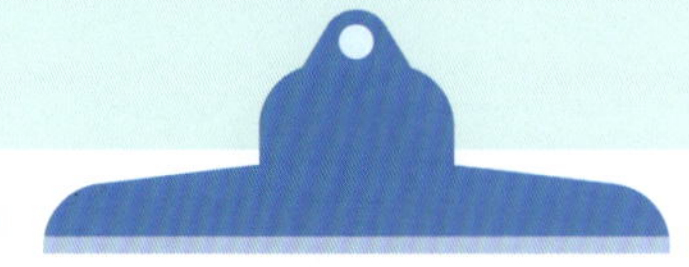

先看案例

02 女性，36岁，身高 155 cm 体重105 kg，BMI 43.7 kg/m²

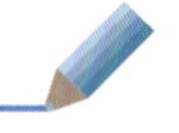

近1个月体重突然猛增，从90 kg→105 kg。之前工作时拉重物快步走完全没有问题，现在人空着手走十来步即气短得不行。人总是感觉晕晕乎乎，想睡觉，反应变慢，脚背和脚踝也明显肿胀。

到医院急诊，**心脏超声**提示其有重度肺动脉高压，动脉血气分析提示**高碳酸血症型呼吸衰竭（急性）**，医生立即下了病危通知书。

疾病名称 **肥胖低通气综合征（OHS）**

名词解释：肺动脉高压

无创的检查，如心脏超声是估算值，肺动脉收缩压>30mmHg（静息状态下），则患者存在肺动脉高压；有创的检查，如右心导管测得平均肺动脉压≥25mmHg（1mmHg≈0.133kPa），则判定患者存在肺动脉高压。

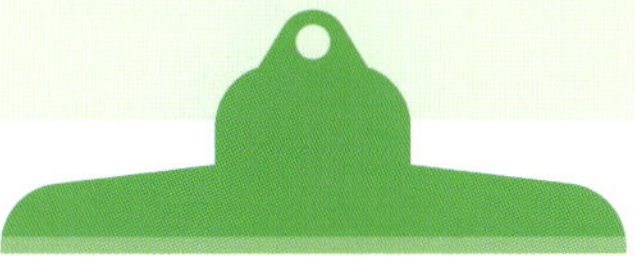

先看案例

03 男性，43岁，身高 172 cm，体重100 kg，BMI 33.8 kg/m^2

患有高血压、高脂血症，以及轻度血糖升高（俗称“三高”）6~7年。习惯性坐到哪里眯到哪里，最危险的情况是，在开车时也会打个小盹。因为晚上睡觉时呼噜声震天，其老婆被迫只能和他分房睡觉。其实他自己也很无奈，明明自己不熬夜，晚上11点前就睡觉了，白天却总是感觉困乏，有时候还会感觉胸口有点闷，脑袋昏昏的。

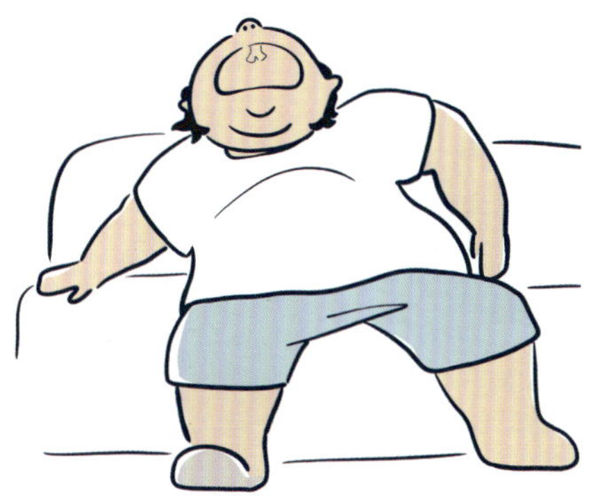

其到医院就诊，睡眠呼吸监测（多导睡眠图）提示夜间睡眠时有严重的低氧血症，呼吸紊乱指数（即平均每小时睡眠中呼吸暂停+低通气次数）为32次/小时。

疾病名称 **阻塞性睡眠呼吸暂停综合征（OSAS）**

名词解释：睡眠呼吸暂停、睡眠低通气

- 睡眠呼吸暂停：睡眠中口和鼻气流均停止10秒以上。
- 睡眠低通气：睡眠中呼吸气流幅度较基础水平降低30%以上并伴有3%以上的血氧饱和度下降。

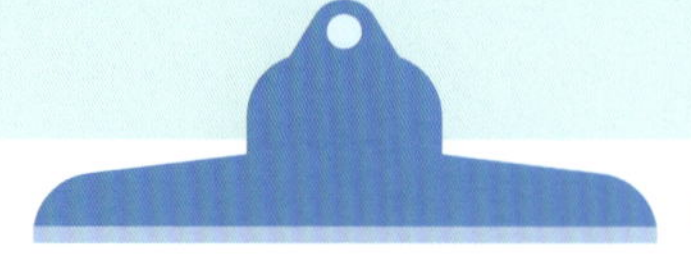

先看案例

04 女性，43岁，身高 162 cm，体重80 kg，BMI 30.5 kg/m²

其自小患有哮喘，由于跑步会诱发喘息加重，因此体育课一直免修，也基本不参加体育活动。青春期过后一段时间未有发作，本以为哮喘治愈了，没想到8年前的一次感冒后持续咳嗽了2个月。

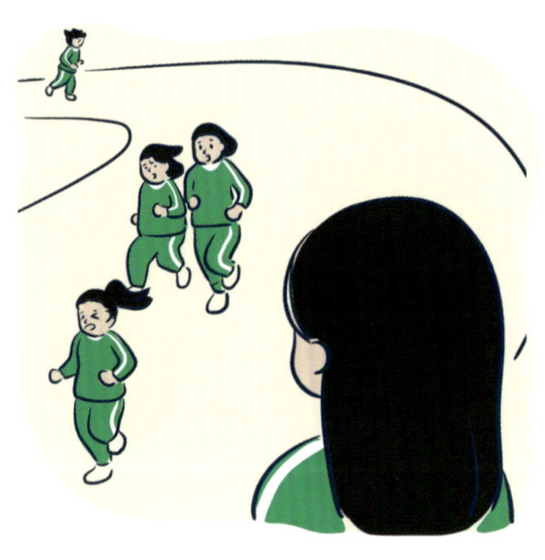

到医院就诊，肺功能检查和呼出气一氧化氮检查均提示是支气管哮喘，医生的处方为吸入**糖皮质激素联合支气管舒张剂**，同时建议避免接触致敏原，如猫毛、花粉等。奈何养了1年多的猫仔不舍得离开，自此药物不仅不能停用，连稍一减量就会感觉胸闷气短不适。到了季节变化或是感冒后更是会有较为严重的发作，每年都要有1~2次用全身激素的经历。近5~6年其体重增加了20 kg，吸入激素的剂量已用到最大，每天都在服用孟鲁司特和复方甲氧那敏，还是总感觉哮喘控制得不够理想。

疾病名称	**难治性哮喘**

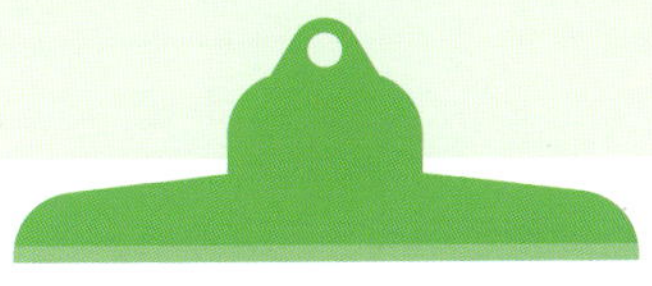

先看案例

05 男性，52岁，身高 172 cm，体重78 kg，BMI 26.4 kg/m²

外企中层干部，经常需要乘坐飞机或高铁出差开会。某天下飞机后突感胸痛不适，立即至医院急诊，进行了一系列验血、心肺的相关检查。检查结果中，肺动脉CT提示双肺动脉主干及分支多发栓塞，心脏超声提示中重度肺动脉高压。医生立即下了病危通知书，并要求其绝对卧床制动，接受抗凝治疗。

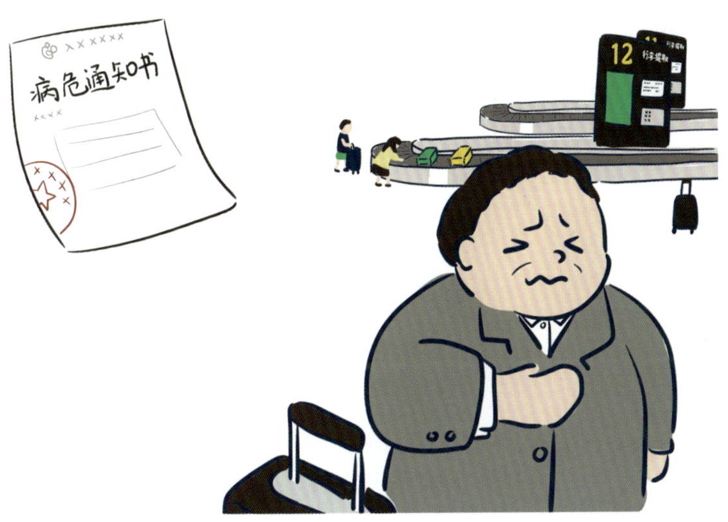

疾病名称	肺栓塞

肥胖常常会被用来作为对个体外貌的一种描述。
大部分人都会认为胖点好：心宽体胖（心态好），吃得下、睡得着，意味着营养好，抵抗力好，身体肯定好！然而，胖得有个度。
如果BMI超过30 kg/m²，达到肥胖状态了，那么就会对身体产生一系列不好的影响。

敲黑板！抓重点！

就肺部而言，会有几大类问题

1 一是肥胖**导致**的肺疾病，如前述案例1和案例2，肥胖就是唯一病因。

2 二是肥胖**相关**的肺疾病，如前述案例3至案例5，疾病的发生与肥胖有一定关系。

3 三是肥胖**增加**患病风险，如肥胖会干扰免疫系统对病原体的反应，增加呼吸道感染的风险。

4 四是肥胖会**影响**肺功能，出现限制性通气功能障碍，以浅快呼吸（短促）为主，总有种上气不接下气的感觉，活动时更明显。

肥胖 导致 的肺疾病

肥胖低通气综合征

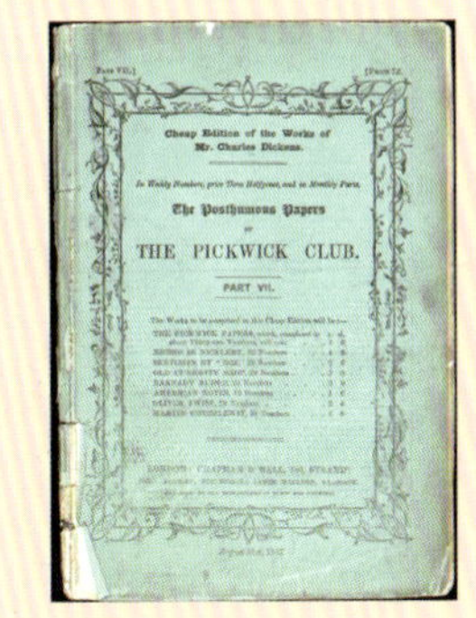
Cheap Edition of the Works of Mr. Charles Dickens.

The Posthumous Papers of

THE PICKWICK CLUB.

PART VII.

狄更斯的第一部长篇小说《匹克威克外传》中就有一个经典的角色，胖男孩乔。他是一位绅士的侍从，第一次出场时，他坐在一架高高的马车上，狄更斯把他描述为一个“胖胖的红脸男孩”，时刻昏昏欲睡。在后面的故事里，狄更斯又提了六七次，乔很容易睡着，说着话就会陷入沉睡，而且很难醒来，睡觉的时候还会打鼾。类似这样表现的状态曾经被称为“匹克威克综合征”。作为一种独立疾病，其首先在1956年被描述，即肥胖低通气综合征。

肥胖低通气综合征的诊断标准

- 肥胖：BMI≥30 kg/m^2。
- 低通气：日间静息状态下动脉血气中二氧化碳分压（$PaCO_2$）> 45 mmHg。
- 除外其他原因导致的肺泡低通气（如慢性阻塞性肺疾病或其他严重阻塞性肺疾病，严重间质性肺病，严重胸壁疾病影响机械通气，神经肌肉疾病，电解质紊乱，中枢原因，先天性肺泡低通气综合征，使用镇静剂、催眠药物、麻醉药物或酒精等）。

需注意：这类患者夜间睡眠时会出现呼吸暂停，高碳酸血症加重并伴发低氧。

肥胖低通气综合征的流行病学

人群	患病率
总体人群	0.15%~0.3(0.6)%
肥胖人群	9%~20%
睡眠呼吸暂停综合征人群	10%~20%
BMI > 35 kg/m^2 人群	31%~42%
住院BMI > 50 kg /m^2 人群	50%左右
中国	数据不详

肥胖导致的肺疾病

自我排查有妙招

我是个健康的胖子吗？

第1步

胖吗？计算一下BMI（kg/m^2）。

第2步

有不舒服的感觉吗？

例如，乏力，总是想睡觉，晨起有头痛，睡觉时有呼吸暂停，甚至憋醒，或者打鼾声音很响，突然会停止一段时间，动一动就气短，时不时有胸闷憋喘，心跳快。

第3步

身体有异常表现吗？

例如，眼睛水汪汪的，脚背、脚踝肿肿的，嘴唇颜色有点深，手指甲鼓起。

第4步

没有什么心肺、神经系统基础毛病。

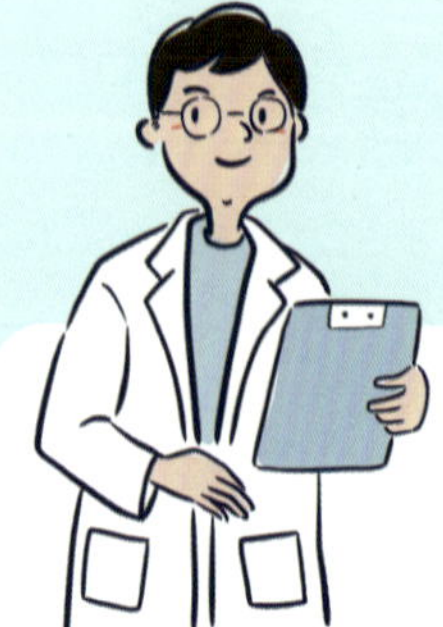

如果BMI＞30 kg/m^2且第2步至第4步都符合，警惕“肥胖低通气综合征”，一定要到医院就诊！动脉血气分析检查必须要做！

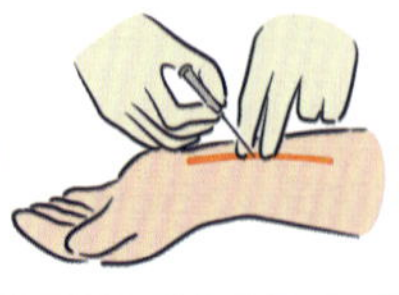

肥胖相关的肺疾病

阻塞性睡眠呼吸暂停综合征

肥胖低通气综合征被描述后，众多学者通过多导生理记录仪对睡眠时的呼吸状态进行研究。发现睡眠呼吸暂停实则可以分为3类：阻塞性、中枢性和混合性。
与肥胖相关的睡眠呼吸暂停多为阻塞性。

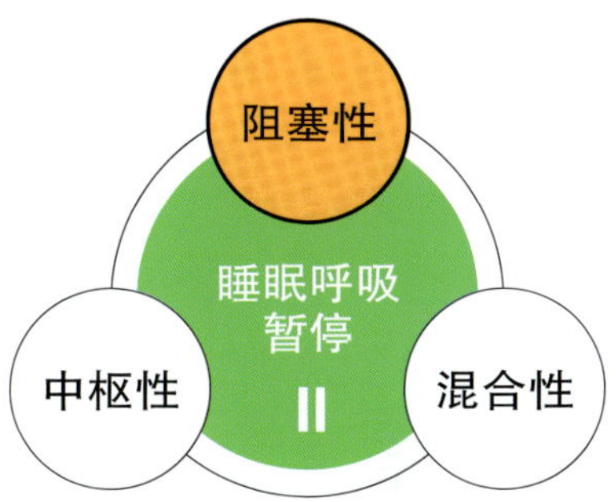

入睡后舌咽部肌群会松弛，使咽部狭窄、舌根后坠，吸气时在胸腔负压的作用下，软腭、舌根坠入咽腔下贴咽喉壁，这一过程在所有人睡眠时都会发生，但程度较轻，在正常情况下不会造成上气道闭塞和呼吸暂停。如果太劳累、睡前饮酒，或者服用安眠药，此时肌肉松弛度更大，舌根后坠更厉害，那么就会出现上气道狭窄，而听到打鼾声。

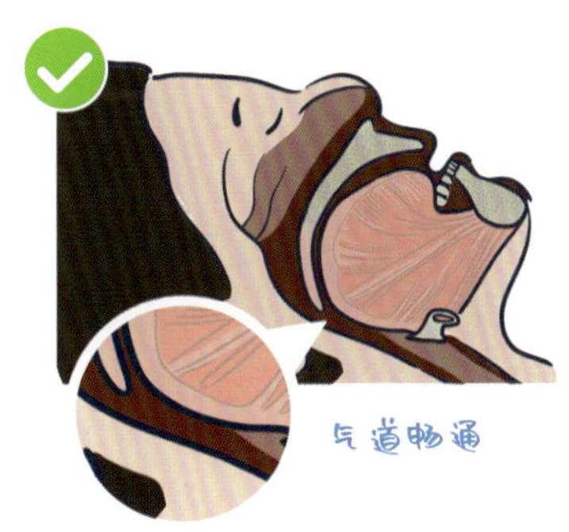

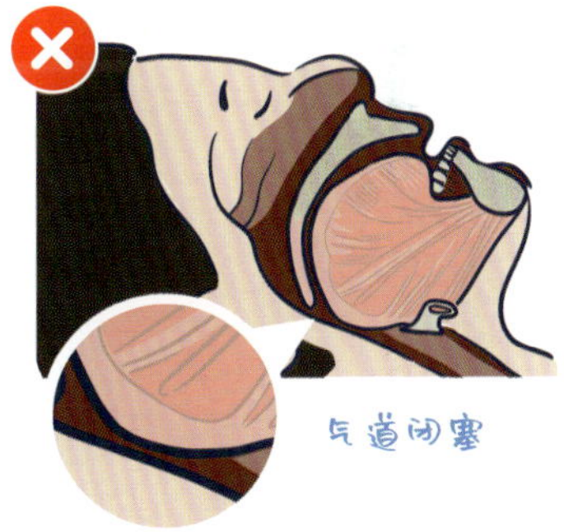

肥胖者由于局部脂肪较多，上气道本身就有一定程度狭窄，再加上咽壁肥厚、软腭松弛、扁桃体肥大、鼻子通气不畅等情况，那么睡眠时呼吸暂停的发生率会大大增加。

肥胖 导致 的肺疾病

肥胖低通气综合征的危害

从国外现有的数据可见，患者在被诊断和治疗前医疗负担大（平均就医次数、平均住院费用和至少住院1次的人数百分比），但如果能被识别和诊断，随后的疾病负担会显著降低。

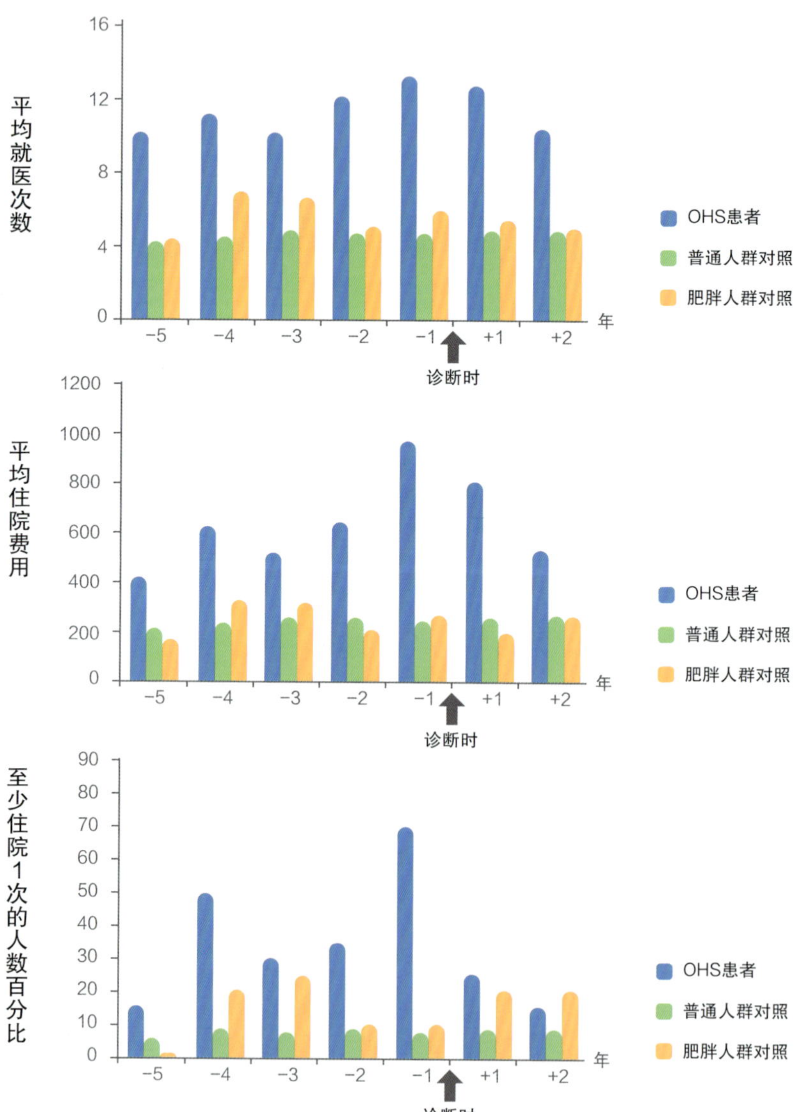

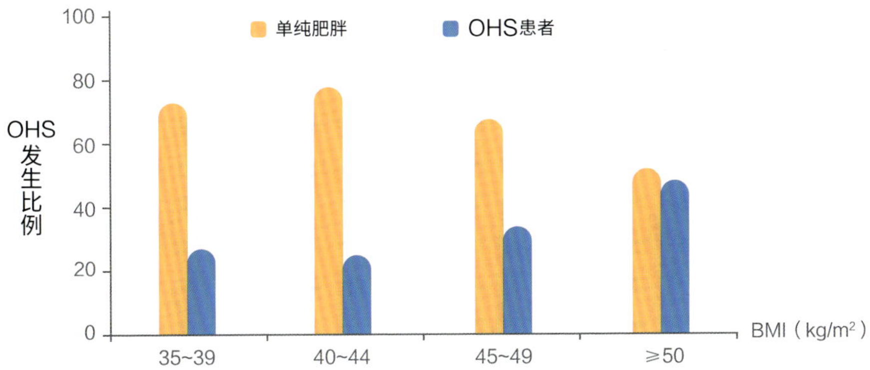

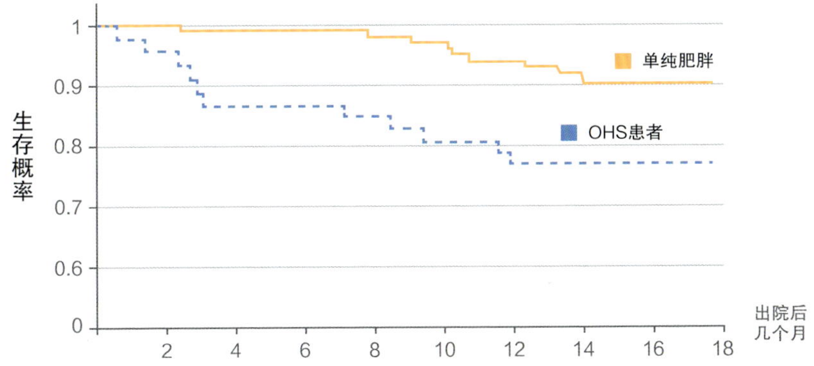

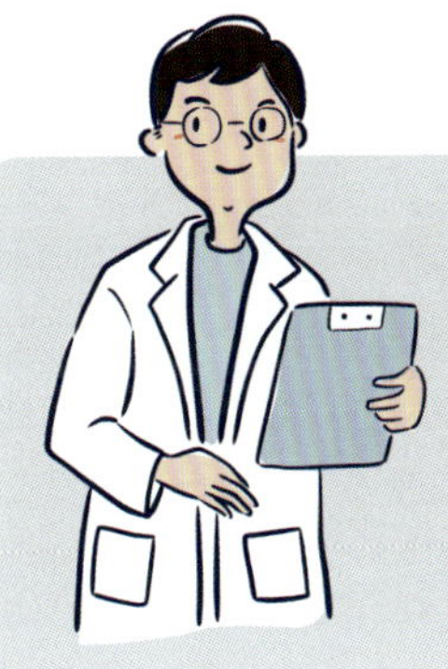

肥胖是肥胖低通气综合征的最核心病因，但并不是所有肥胖患者都会患有肥胖低通气综合征。如果我们观察住院患者中单纯肥胖和肥胖低通气综合征两组人群，可以发现，BMI越高，肥胖低通气综合征的发生率也会显著升高。两组患者出院后，肥胖低通气综合征患者组的存活率较单纯肥胖组低。

肥胖相关的肺疾病

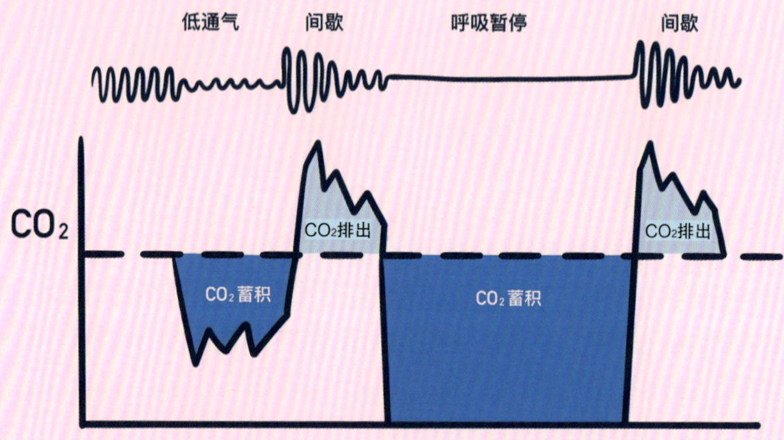

呼吸停止后体内废气CO_2潴留、氧分压降低，通常情况下它们会刺激呼吸感受器，使大脑中枢呼吸驱动增加，并发出唤醒信号，咽舌部肌群收缩，使上气道重新开放，呼吸恢复，体内CO_2排出，氧分压上升，患者再度入睡。然而，肥胖患者的中枢敏感性会变弱，而且呼吸暂停会反复发生，从而导致睡眠碎片化，这就是白天精力不足的关键原因。貌似熟睡一整晚，其实却是一直在自我拯救。

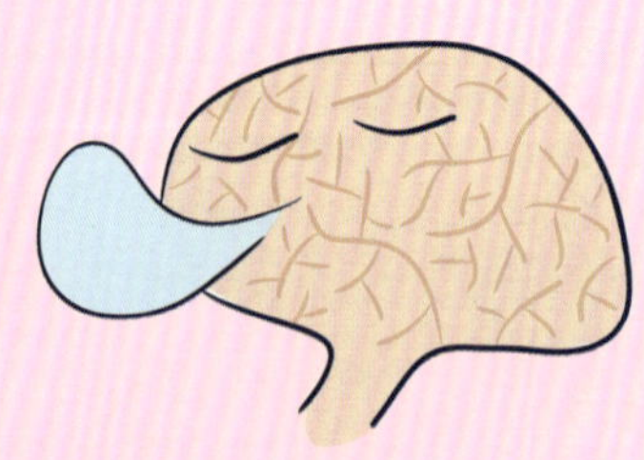

· 你可能关心的问题 ·

肥胖者一定会有睡眠呼吸暂停综合征吗

非也。但，肥胖者绝对是该病的高发人群。

患有睡眠呼吸暂停综合征的人一定都是肥胖者吗

非也。正常体重的人也会得此病。

为什么去看高血压病，心内科医生却让我去呼吸科看睡觉打鼾的毛病

正常人睡眠时血压降低，但患有睡眠呼吸暂停综合征的人会因为反复缺氧和CO_2潴留而出现高血压，甚至还会伴发心律失常。

睡眠呼吸暂停综合征危害大吗

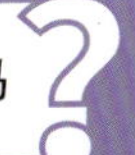

大！除了常见的睡眠质量差，白天嗜睡、乏力外，还可有记忆力减退、注意力不集中、性功能减退、遗尿等表现。

担心自己患上了睡眠呼吸暂停综合征，怎么办

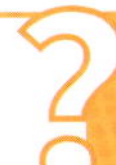

可以到医院先用可携带式简便仪器进行初筛检查，即一个小仪器带回家睡觉时监测，数据记录在仪器内，第二天返还医院，医生判读数据后决定是否需要进一步行多导睡眠图检查。

肥胖相关的肺疾病

难治性哮喘

Refractory Asthma

难治性哮喘虽然占支气管哮喘（简称“哮喘”）患者的比例不高，但急诊就医率和住院率分别为轻、中度哮喘患者的15倍和20倍。

哮喘难以被控制的危险因素

- 患者依从性差
- 呼吸道感染
- 上气道病变
- 环境致喘因素
- 药源性
- 胃食管反流
- 社会和心理因素
- 烟雾暴露
- 肥胖

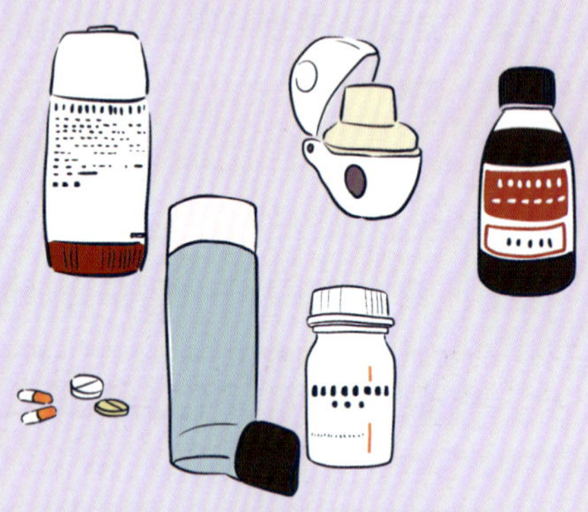

难治性哮喘患者的病情严重程度随BMI的增加而增加，其中70%的难治性哮喘患者超重或肥胖。

为什么呢？

哮喘反复急性加重

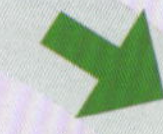

使用全身糖皮质激素

体重增加

气道高反应性和气道炎症状态上调

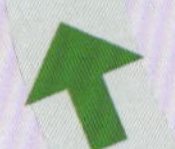

哮喘控制不佳

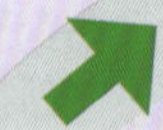

肥胖者过多的脂肪在胸壁和腹腔内沉积，改变了气道力学，使肺和胸廓顺应性下降、膈肌位置上移，导致肺功能下降。肥胖者出现睡眠呼吸障碍和胃食管反流的概率高于非肥胖者，其气道高反应性和气道炎症状态会被上调。

肥胖 相关 的肺疾病

肺栓塞

Pulmonary Embolism

引起血栓的原因有很多，但无外乎三种情况：

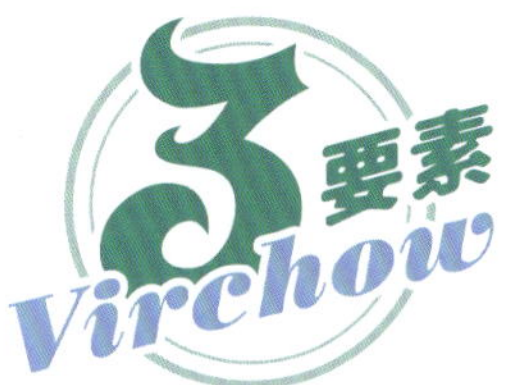

静脉血流瘀滞

血管内皮损伤

血液高凝状态

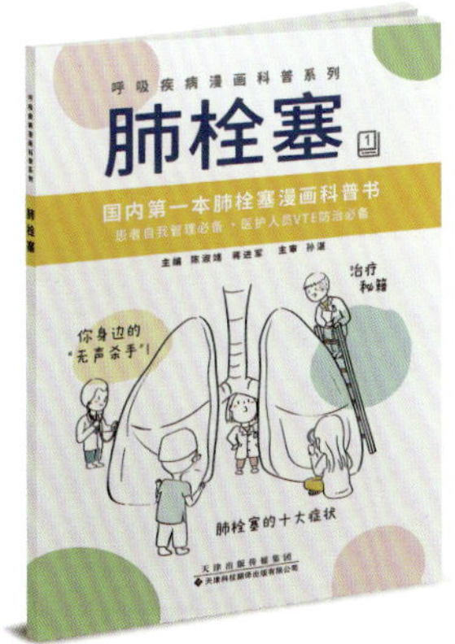

本书同系列1《肺栓塞》，为国内第一本肺栓塞漫画科普书，可以带您深入了解肺栓塞。

肺栓塞是以各种栓子阻塞肺动脉或其分支为发病原因的一组疾病或临床综合征的总称。最常见的栓子是血栓，主要来源于下肢的深静脉血栓形成。

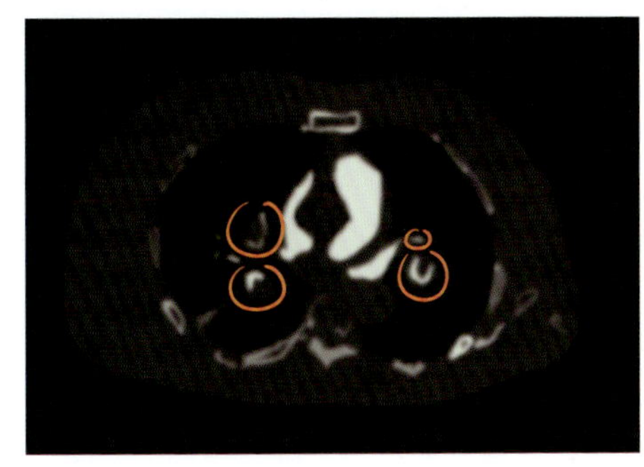

肥胖患者会因各种缘由而减少活动，长时间的久坐或久躺致血流缓慢，久而久之形成血栓。有些患者是因为治疗基础疾病需要服用激素而导致体重增加，如肾病综合征、抗磷脂综合征等，这些疾病本身也是肺栓塞的高危因素。

目前，暂无数据表明肥胖会直接导致肺栓塞的发生，但肥胖者的生活习惯、疾病背景可能会使一部分人肺栓塞的发生风险增高。

肥胖 相关 的肺疾病

单纯肥胖

Simple obesity

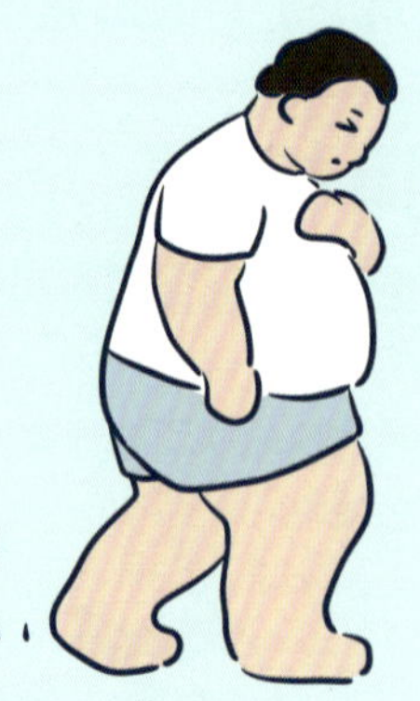

有没有人只是单纯肥胖？有！

虽然BMI达到肥胖标准，但行动灵活。

没有糖尿病、高血压病、冠心病、高脂血症、脂肪肝等慢性疾病。

睡觉时不打呼，白天精力充沛。

友情建议：保持一定运动量，适当控制饮食，每年体检。

肥胖者稍动就喘，心脏和肺CT检查都显示没问题，是什么原因？

需要完善肺功能检查。

大部分肥胖患者都会有肺活量降低和肺总量降低，部分患者还有气道阻力增加，原因在于过多的脂肪组织限制了胸壁外扩和膈肌下移的活动能力，还可能伴有通气血流比失调。

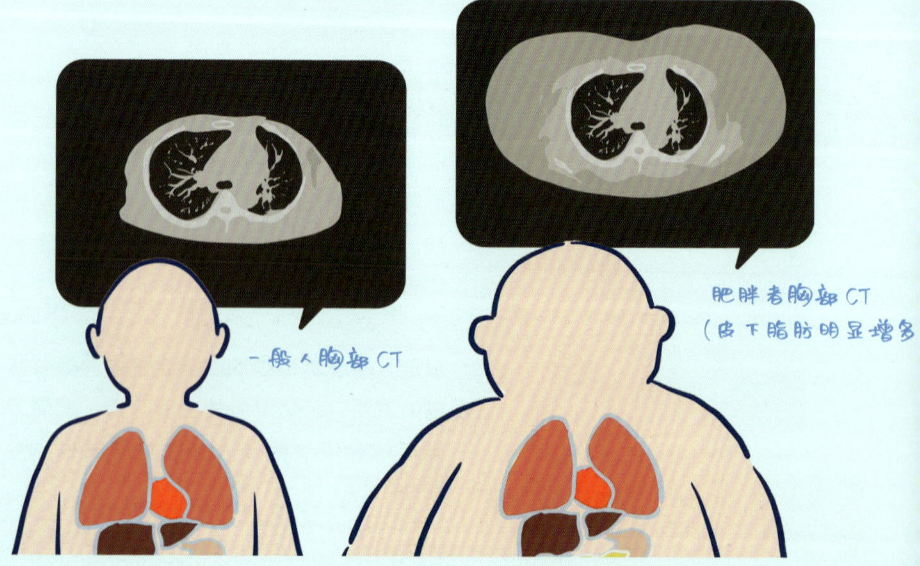

治疗秘籍

亘古不变的第一法宝——减重！

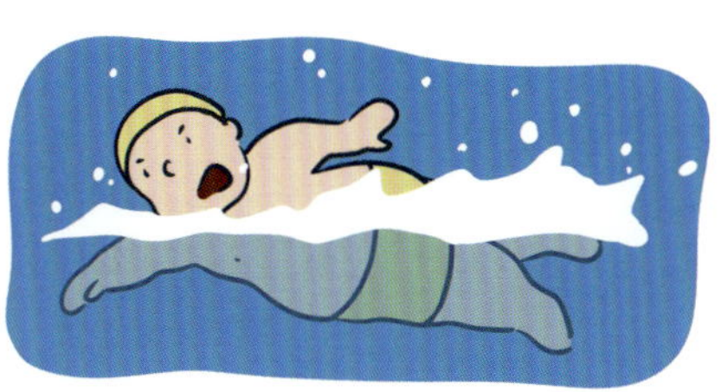

- ✅ 调整饮食结构，控制每日摄入量，均衡营养。
- ✅ 迈开腿，强烈推荐游泳和散步，广场舞、拳击操等也是不错的选择。
- ✅ 胃减容手术。
- ❌ 千万别抽脂！

改善通气的现代技术——无创正压通气！

持续的正压通气可以快速有效地开放气道，保证肺泡通气和有效的气体交换，纠正高碳酸血症和低氧血症。

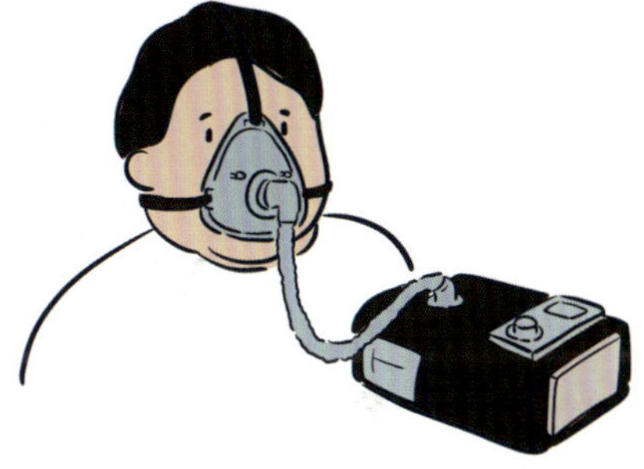

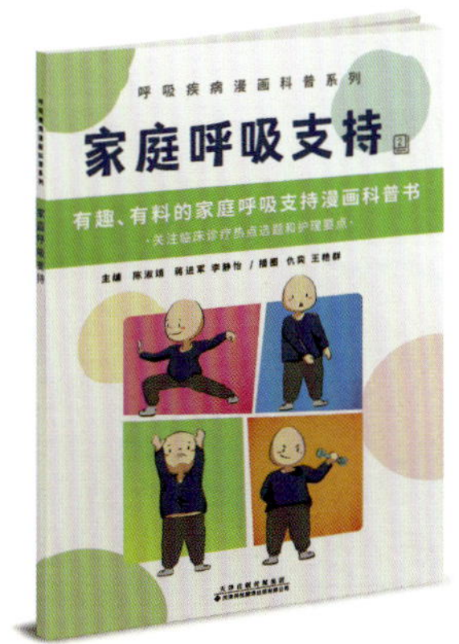

本书同系列2《家庭呼吸支持》，为有趣、有料的家庭呼吸支持漫画科普书，可以带您深入了解呼吸机的使用要点。

已有大量研究显示，正压通气可以改善肥胖低通气综合征患者的高碳酸血症，并改善其清醒状态时的低氧血症，减少额外吸氧治疗，长期使用正压通气能降低患者的肺动脉高压，改善其心脏功能，显著降低死亡率。

正压通气可以改善睡眠呼吸暂停综合征患者的睡眠低氧血症，并减少其CO_2潴留，改善睡眠质量，减少或延缓其他脏器并发症的出现。

Part
4
肥胖人群全方位管理

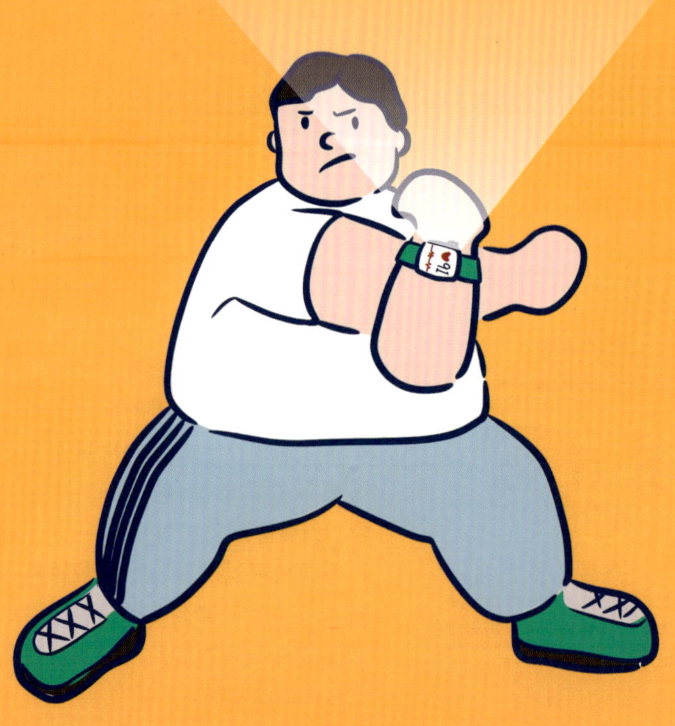

全方位管理的主要目的

减少蓄积在体内过多的脂肪

降低肥胖症相关疾病的发生风险

缓解或改善已合并的肥胖症相关疾病和精神心理异常

倡导健康生活方式
提高肥胖症患者的健康水平
预防和控制超重和肥胖

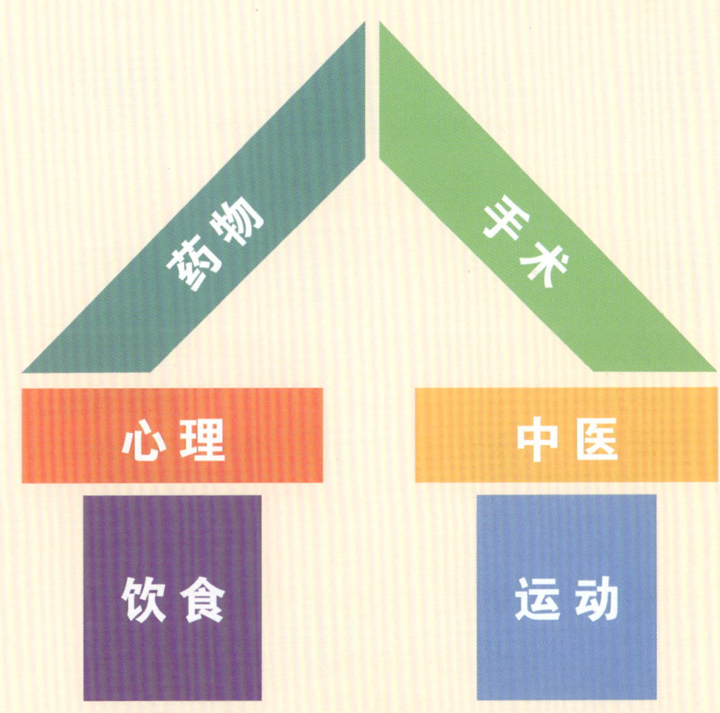

治疗手段主要包括：
饮食管理、运动干预、药物治疗、心理干预、中医药治疗，以及外科手术治疗。

01 饮食管理

肥胖症人群到底怎么吃？吃什么？
“吃”得智慧，“活”得健康。
让我们一起走进肥胖症人群的饮食世界。

减肥≠绝食

成人肥胖症人群的饮食营养原则和建议

1
控制总能量摄入
保持合理膳食

2
少吃高能量食物，
饮食清淡，限制饮酒

3
纠正不良饮食行为
科学进餐

4
食养有道，
合理选择食药物质

控制总能量摄入，保持合理膳食

在我们的日常生活中，“吃”可是头等大事。

推荐：日常饮食能量减少30%的基础上，摄入多样化和平衡膳食，应包括谷薯类、蔬菜水果、畜禽鱼蛋奶和豆类食物。

必要时可在医生或营养指导人员等专业人员指导下，选用高蛋白膳食、低碳水化合物膳食、间歇式断食膳食等其他膳食减重干预措施。

适用于各类肥胖症人群（妊娠期、儿童青少年除外），可长期坚持。

少吃高能量食物，饮食清淡，限制饮酒

高能量食物

A. 坚果和种子

核桃、杏仁、腰果、榛子、松子、花生、葵花籽

B. 油脂类

花生油、芝麻油、黄油

C. 肉类和肉类制品

肥猪肉、培根、香肠

D. 快餐和加工食品

薯条、汉堡、比萨

E. 甜点和糖果

巧克力、蛋糕、饼干、甜甜圈

F. 谷物和谷物制品

白面包、意大利面、米饭

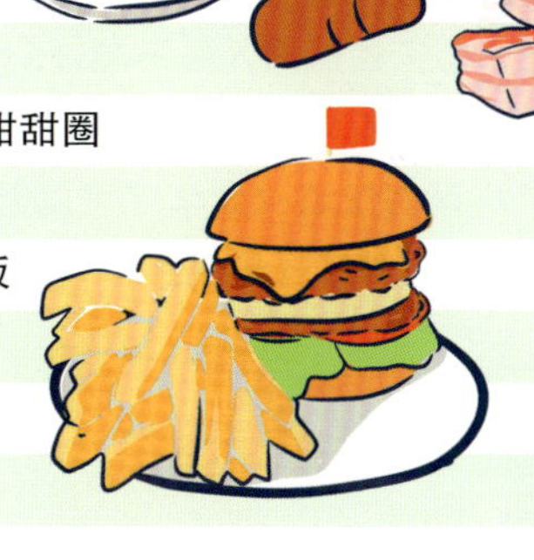

G. 油炸食品

炸鸡、油条、油饼

H. 奶制品

全脂牛奶、奶酪

I. 饮料

含糖饮料、能量饮料（含有高量的糖分和咖啡因）

低能量食物

A.蔬菜

菠菜、生菜、胡萝卜、黄瓜、西葫芦、白萝卜、冬瓜等

B. 水果

苹果、梨、橙子、柚子、草莓、蓝莓、黑莓等

C. 全谷物

糙米、燕麦、全麦面包、荞麦

D. 豆类和豆制品

黑豆、绿豆、红豆、豆腐、豆浆等

E. 低脂奶制品

低脂牛奶、希腊酸奶、低脂奶酪

F. 鱼类和海鲜

深海鱼、虾

G. 蛋类

鸡蛋

H. 瘦肉

去皮的鸡胸肉、火鸡肉

I. 其他

蘑菇、海带

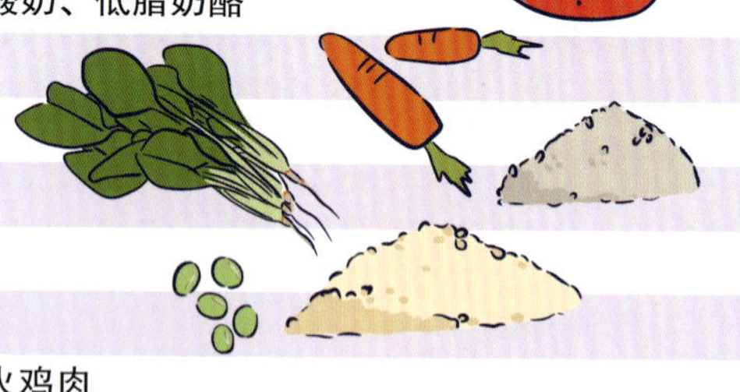

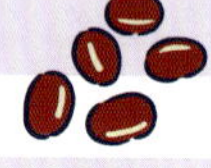

减重期间饮食要清淡：严格控制脂肪（油）、盐、添加糖的摄入量，每天食盐摄入量不超过5 g，烹调油不超过20 g，添加糖的摄入量最好控制在25 g以下。

减重期间应严格限制饮酒：酒精除可以带来能量外，其他对人体有用的营养素含量极少。

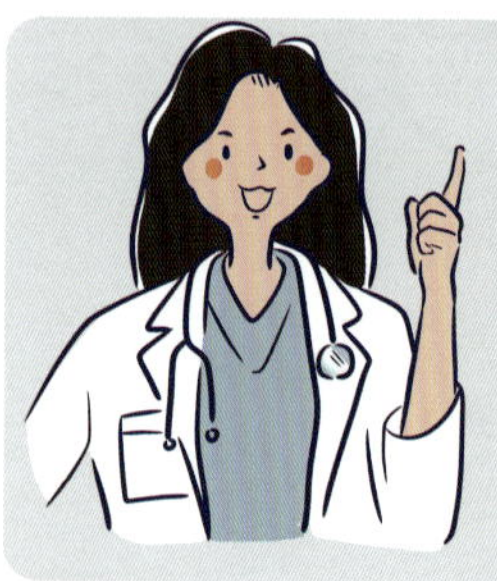

注意：减重人群需警惕食物中那些“看不见”的脂肪。肉类、动物内脏、坚果中均含有较多“看不见”的脂肪。这些“看不见”的脂肪容易导致膳食脂肪过量摄入，进而造成肥胖。

人体每天到底需要多少能量?

中国居民成人膳食能量需要量(单位：kcal/d)

成年男性	
低强度身体活动水平	1950~2150
中等强度身体活动水平	2400~2550
高强度身体活动水平	2800~3000

成年女性	
低强度身体活动水平	1600~1700
中等强度身体活动水平	1950~2100
高强度身体活动水平	2300~2450

不同人群每天能量的需求不同，不同个体基础代谢率和身体活动相应的实际能量需要量，分别给予超重和肥胖个体85%和80%的摄入标准，以达到能量负平衡。

方法1: 超重和肥胖人群每日只摄入85%和80%的日需要量。
方法2: 推荐每日能量摄入降低500~1000 kcal，或推荐每日能量摄入男性为1200~1500 kcal、女性为1000~1200 kcal。

纠正不良饮食行为，科学进餐

在控制总能量摄入的基础上保持一日三餐的时间相对固定，定时、定量规律进餐。做到饮食有节制、科学搭配。

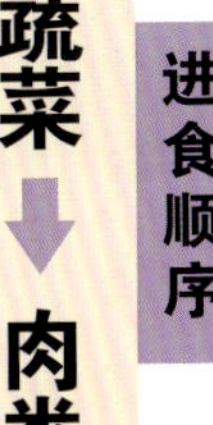

不良饮食行为：

- ❌ 过晚吃晚餐（建议在17:00 ~ 19:00进食）。
- ❌ 晚餐后再吃零食。
- ❌ 暴饮暴食。
- ❌ 狼吞虎咽。
- ❌ 爱吃夜宵。

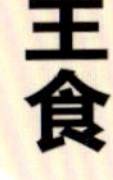

食养有道，合理选择食药物质

食养有道，每天我们的饮食应该包含五大类食物：谷物、蔬菜、水果、蛋白质（如肉类、豆制品）和乳制品。

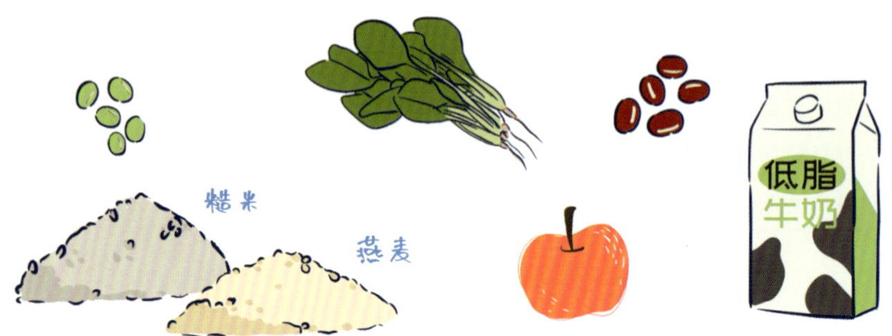

我们要做到“三多三少”：多吃蔬菜、多吃水果、多吃粗粮；少油、少盐、少糖。食药物质，选择需谨慎。真正能帮助我们的，还是那些天然、健康的食材。例如，体质偏寒的人可以适量食用温补食物，如姜和红枣；而体质偏热的人则适合食用清凉食物，如绿豆和冬瓜。

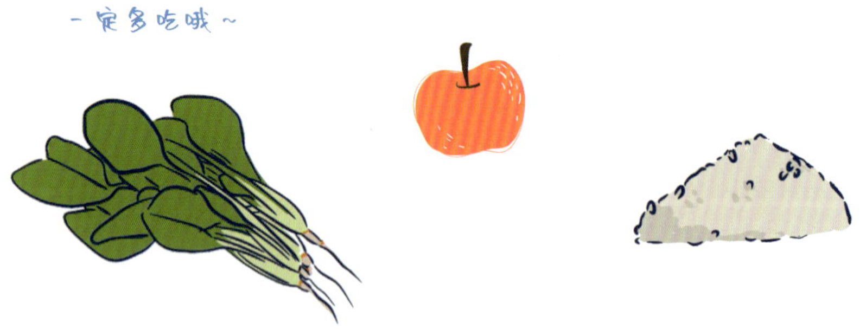

医生，我听说有一种最健康、排名第一的饮食方法——地中海饮食

地中海饮食是一种以植物性食物为主，强调新鲜蔬果、全谷物、豆类、海鲜类、坚果和橄榄油摄入的饮食模式，特别适合肥胖人群。优点：包括降低心血管疾病风险、抗炎、促进健康老龄化和改善认知功能。

地中海饮食

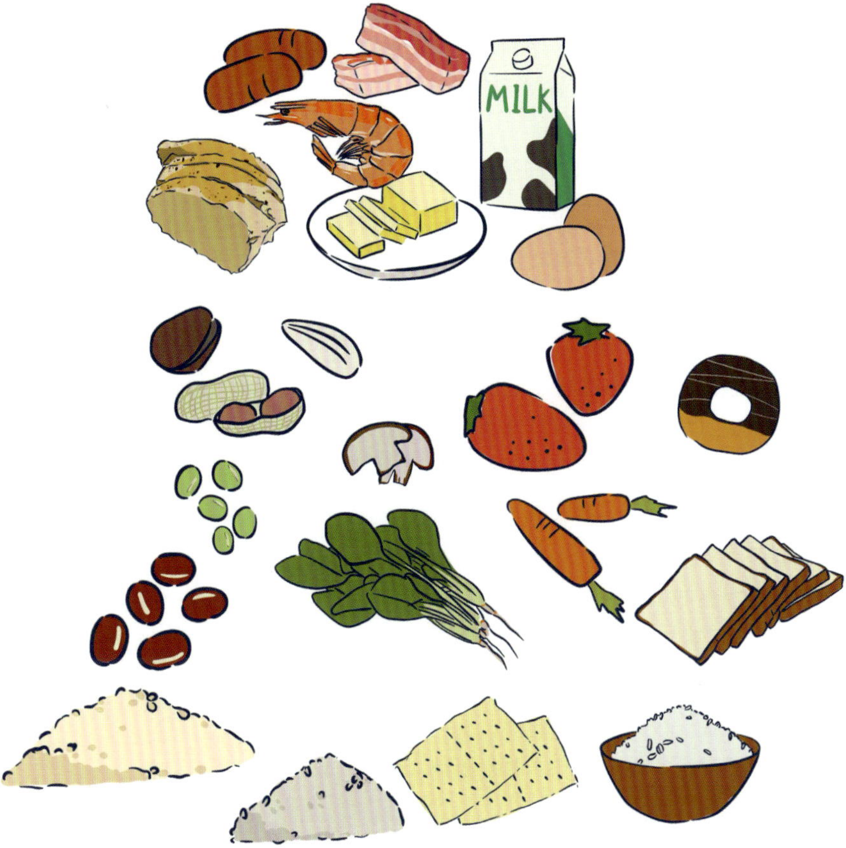

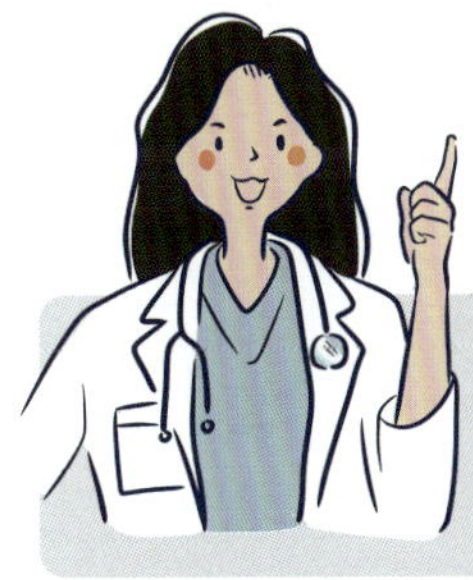

注意：这种饮食方法可能不适合所有人，尤其是需要控制碳水化合物摄入的糖尿病患者；地中海饮食方法，建议少量饮酒，但对于服用某些药物的人不可饮酒。

特殊人群怎么吃？

「肥胖症合并2型糖尿病」

多吃粗加工全谷类食物，增加绿叶蔬菜的摄入，少吃精米、精面和淀粉。

监测血脂、肾功能,以及内脏脂肪含量的变化。

「肥胖症合并高尿酸血症」

减轻体重可降低尿酸，也要少吃海鲜、羊肉等增加尿酸的食物，多喝水。

建议采用地中海饮食，减轻体重同时降低痛风风险。

「肥胖症合并多囊卵巢综合征」

限能量饮食、高蛋白饮食、低碳水化合物饮食这三种方法均可。

减轻5%~10%的体重就可以改善血糖、血脂异常,以及生殖和心理健康。

「肥胖症合并高血压」

建议采用地中海饮食。

少吃盐，多吃香蕉等含钾食物。

「肥胖症合并血脂异常」

饮食中少油，少吃高脂肪食物。

多吃海产品、豆类制品等。多吃粗粮、蔬菜、水果。

「肥胖症合并心血管疾病」

多吃全谷物食品；多吃植物蛋白、鱼类及低加工瘦肉等优质蛋白。

适量增加水果和蔬菜摄入；少盐、少油，少喝酒。

不同饮食模式降低体重的效果因人而异，单一饮食模式可短期内降低体重，但难以长期维持，多数患者会出现反弹。

02 肥胖者的运动

运动项目的推荐

运动项目	推荐指数
游泳	★★★★★
乒乓球	★★★★
散步	★★★★
平地快走	★★★★
太极拳	★★★★
八段锦	★★★★
羽毛球	★★★
三毛球	★★★
骑自行车	★★★
划船机	★★★
椭圆机	★★★
跳舞	★★
瑜伽	★★
跳绳	★★
空手道/跆拳道	★★
篮球	★
足球	★
网球	★
跑步	★
登山/登楼	★

TIPS：运动项目供参考。

运动项目选择的建议

- 选择自己喜欢的运动项目。
- 实在选择不出喜欢的运动项目，那就多走路！
- 贵在坚持！坚持！坚持！
- 务必循序渐进，从小运动量开始，逐步增加运动强度。
- 根据身体适应性，逐渐增加运动频次和强度。
- 每次运动前记得要热身，结束后也要有放松的过程。
- 无论有无指导人员，都应实时监测自己的心率。
- 穿着舒适的运动鞋和运动服装。
- 对于易损伤和易磨损的部位，应做好防护。
- 千万不要空腹或饱腹去运动。
- 可以找一个同伴或者选择一些好听的音乐陪伴自己运动。

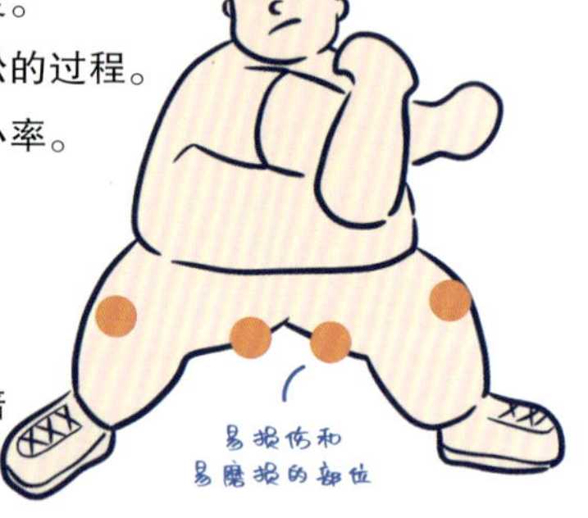

为什么一定要监测心率？

肥胖者运动的目的是减脂，因此推荐有氧运动，心率则是反映有氧运动效果和强度的最直接指标。根据年龄不同，我们每个人的心率范围是不一样的。最大心率（正常生理条件下的极限）为 220−年龄（岁），最低心率一般以晨起心率为基础。有氧运动时的心率建议控制在：最低心率+（最大心率−最低心率）×（50%~60%），或者最大心率×（60%~65%）。如果心率过快（超过建议心率），尤其是刚开始启动运动干预，会有心悸、胸闷等不适，建议减缓运动强度或适当放松休息，使心率降至安全范围。如果心率一点不快（远低于建议心率），那说明运动强度是不够的。因此，建议在运动时佩戴有监测心率功能的手表或腕带等，尽量把心率控制在有氧运动的目标心率范围，既达到运动的目的，也可以避免不安全事件的发生。

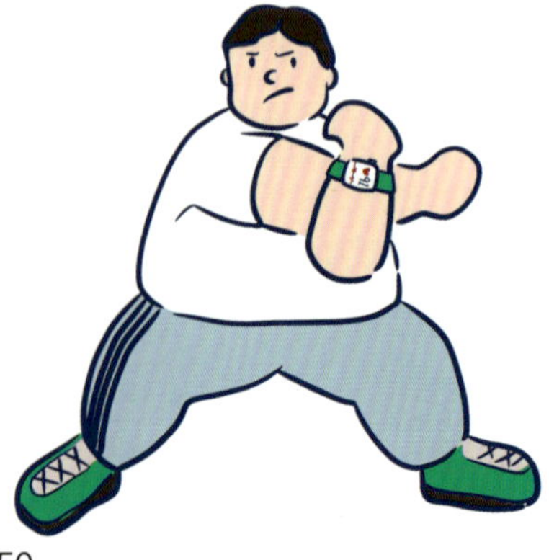

每周运动几次较为合适？

如果你是从不运动的“小白”，建议以每周2次起始，当然也看第一次运动后的疲劳、浑身酸痛等情况。在达到目标运动心率的基础上，逐渐增加每周运动次数。肥胖者和非肥胖者不同，需要“甩掉”更多的脂肪，如果能每日都进行运动是最好的！加油~

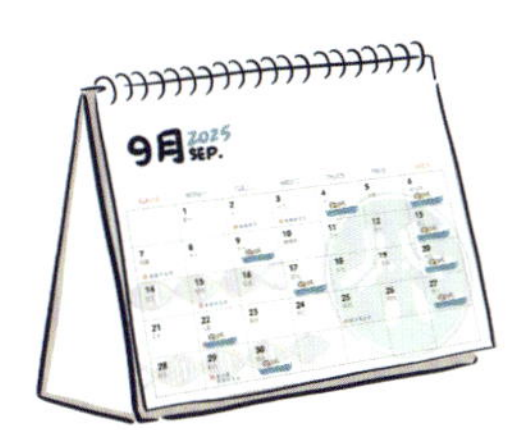

目标心率=最大心率的50%~85%

每次运动多久较为理想？

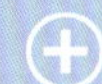

从无到有，从少到多。运动一定是个长期、坚持的过程。结合自身的身体状况调整，建议运动时要达到目标心率范围，即运动强度，但不做硬性规定，在运动初期有个适应过程，如果有不舒服及时休息或停止。运动后根据疲劳程度、恢复时间等做逐步增加运动时间和频次的调整。

是否需要监测氧饱和度？

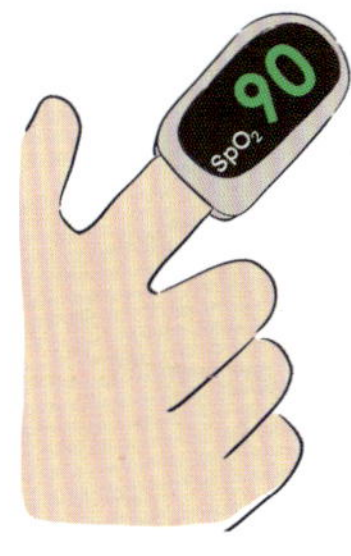

氧饱和度是反映机体是否缺氧的指标，可以通过便携式监测仪，如夹在指尖上、佩戴监测手环等来实时测量。肥胖者可能平时活动量就不大，稍一动就容易喘，进行有氧运动时身体氧耗明显增加，可能会有缺氧的表现，及时发现可以避免因严重缺氧而导致的意外事件发生。若氧饱和度低于90%，应立即暂停运动。

为什么不能饱腹运动？

饱腹状态是刚吃饱喝足，此时胃肠道血供丰富以消化摄入的食物。如果此时进行运动，骨骼肌、心肌、肺部等重要脏器也需要大量血液供血、供氧，势必会导致血液再分布，消化系统供血会相对不足，引起胃肠道不适，如恶心呕吐、胃胀痛、腹痛等，一不小心阑尾炎也会发生。因此，建议饭后1小时左右进行散步，1.5~2小时后进行幅度稍大的运动。那句“吃饱了才能减肥”是不对的！

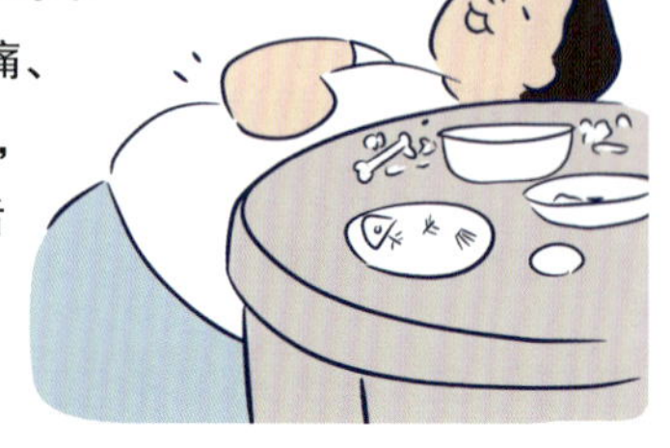

为什么不能空腹运动？

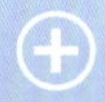

运动时会消耗能量，能量最大的“供应商”是葡萄糖，若空腹运动，大量葡萄糖被极速消耗，会导致低血糖，引起乏力、头晕、心悸、出冷汗等不适，严重者会晕厥，诱发心脑血管疾病，甚至猝死。因此，切忌空腹运动！如果运动前正好肚子有点饿了，可摄入少量饼干、面包，5~10分钟后再进行运动为宜。

床上运动是否有效？

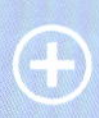

对于特别肥胖的朋友，建议可以在床上做适当活动。例如，假蹬车（小腿在空中以蹬脚踏车的方式来回蹬），半仰卧起坐（卷腹为主），床比较硬的话还可以做平板支撑，或者进行上肢小器械（哑铃等）的锻炼。虽然这些无氧运动的减脂效果没有有氧运动好，但动总比不动强。生命在于运动！

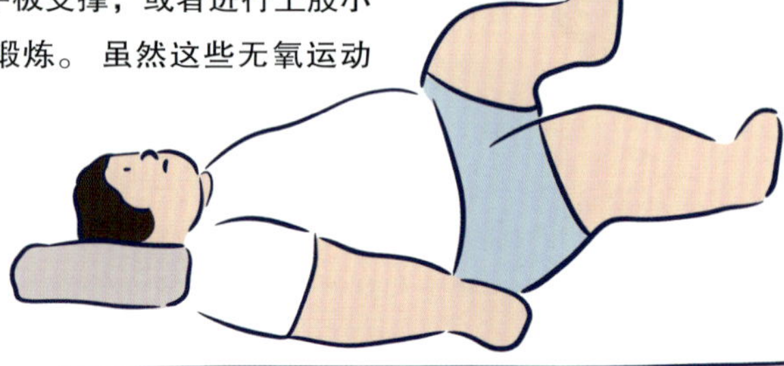

03 肥胖症的药物治疗

？我不想运动，也不想节食，有没有一种药物能帮我实现减肥的梦想?

确实存在一些减肥药物。不过，药物并不是万能的。

？我想追求更瘦的身材，对自己的身材感到焦虑，我的BMI并不高，是否可以使用这些药物来达到我的理想体重?

追求“以瘦为美”或存在“身材焦虑”而盲目减重是不被推荐的。特别是当$BMI < 27\ kg/m^2$时，基本不推荐使用减肥药物，首要的是生活方式的改变。

？我在网上看到了一种很火的减肥药，听说效果特别好，我可以购买并开始服用吗?

不能随意购买减肥药物，减肥药物并非适合每个人，它们可能会有副作用。

减肥药物有哪些?

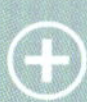

目前，在我国共有五种药物获得国家药品监督管理局批准用于成年原发性肥胖症患者的减重治疗，包括奥利司他、利拉鲁肽、贝那鲁肽、司美格鲁肽及替尔泊肽。我国目前尚未批准用于治疗遗传性肥胖症的药物。

应用药物治疗肥胖症应该严格把握适应证，规范使用，定期随访，调整方案。

减重药物的适应证

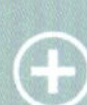

当超重且伴有至少一种体重相关合并症，如高血糖、高血压、血脂异常、脂肪肝、阻塞性睡眠呼吸暂停综合征、心血管疾病等，通过生活方式干预无法达到减重目标时，可在生活方式干预的基础上联合应用减重药物治疗。

肥胖症通过生活方式干预无法达到减重目标时，可在生活方式干预的基础上联合应用减重药物治疗。

国内已获批用于治疗原发性肥胖症的药物比较

药物	不良反应	禁忌人群
奥利司他	常见脂肪泻、大便次数增多、胃肠排气增多 罕见肝衰竭	✕ 对奥利司他或药物制剂中任何一种成分过敏的人群 ✕ 慢性吸收不良综合征患者 ✕ 胆汁淤积症患者 ✕ 继发性肥胖的人群 ✕ 器官移植者
利拉鲁肽	常见恶心 罕见/可能胰腺炎	✕ 有甲状腺髓样癌的个人或家族史人群 ✕ 多发性内分泌腺瘤病2型患者
贝那鲁肽	常见恶心、呕吐、便秘 罕见/可能胰腺炎	✕ 对本品所含任何成分过敏者
司美格鲁肽	常见恶心、呕吐、便秘 罕见/可能胰腺炎	✕ 有甲状腺髓样癌的个人或家族史人群 ✕ 多发性内分泌腺瘤病2型患者
替尔泊肽	常见恶心、呕吐、便秘 罕见/可能胰腺炎	✕ 有甲状腺髓样癌的个人或家族史人群 ✕ 多发性内分泌腺瘤病2型患者

我们来聊一聊全民热爱的减肥神药——司美格鲁肽

版本一

口服降糖司美格鲁肽片

主要用于2型糖尿病的血糖控制

版本二

减重版司美格鲁肽注射液

适用于在控制饮食和增加体力活动的基础上对成人患者的长期体重管理

版本三

降糖版司美格鲁肽注射液

主要用于2型糖尿病的血糖控制

注意事项 以下是司美格鲁肽的使用注意事项，请在使用司美格鲁肽前咨询医生或药师，并在他们的指导下使用，以确保安全有效。

A.适用性：

适用于BMI≥30 kg/m²的肥胖成年人。

适用于27 kg/m²≤BMI＜30 kg/m²且至少有一种体重相关合并症的成年人。

B.禁忌证：

有甲状腺髓样癌既往史或家族史的患者禁用。

多发性内分泌腺瘤病2型综合征患者禁用。

C.副作用：

可能引起胃肠道不良反应，如恶心、腹泻、呕吐等，通常随时间减轻。

D.低血糖风险：

与磺脲类药物或胰岛素联用时，可能增加低血糖风险。

E.急性胰腺炎风险：

出现急性胰腺炎症状时，应立即停用并就医。

F.糖尿病视网膜病变：

对于伴有糖尿病视网膜病变的患者，使用时需注意并发症风险。

G.用药指导：

每周皮下注射一次，注射部位可选择腹部（吸收最快）、大腿或上臂，改变注射部位时无须进行剂量调整，无须根据进餐时间调整。

如遗漏用药，5天内尽快补用，超过5天则按计划进行下一次用药。

H.储存条件：

首次使用前需冷藏（2~8 ℃）。

使用后可存放于30 ℃以下环境或继续冷藏，最多6周。

I.特殊人群：

不推荐用于18岁以下儿童、妊娠期女性、哺乳期女性和1型糖尿病患者。

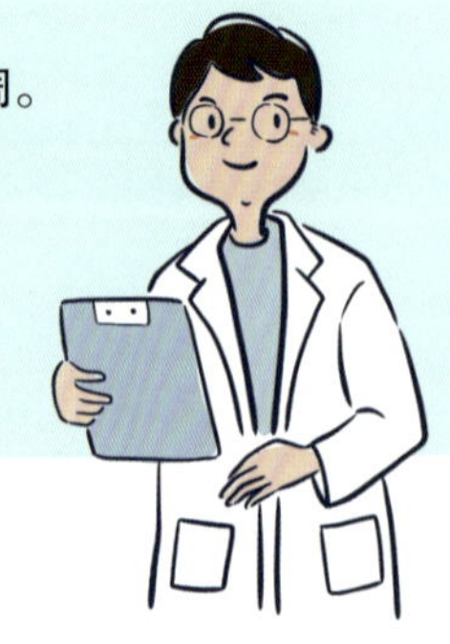

友情提醒 这款药物其实对15%左右的人群是没有效果的，大家千万不要将其当作减肥神药。

聊一聊在全球备受关注、号称最强减肥王——替尔泊肽

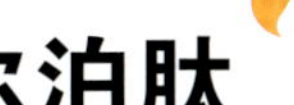

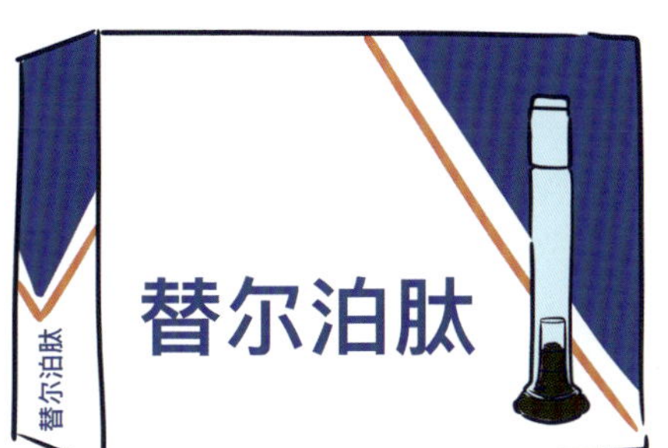

使用人群

本品适用于成人在控制饮食和增加运动基础上的长期体重管理。

初始BMI≥28 kg/m²。

初始BMI≥24 kg/m²，并伴有至少一种与体重相关的合并症（例如，高血压、血脂异常、高血糖、阻塞性睡眠呼吸暂停、心血管疾病等）。

注意事项

可在一天中任意时间注射，空腹或进餐均不影响。

可在腹部、大腿或上臂部位，皮下注射。

应遵医嘱使用和调整剂量。

产品应存放在不超过30 ℃的环境中，避免阳光直射，最多可保存21天。

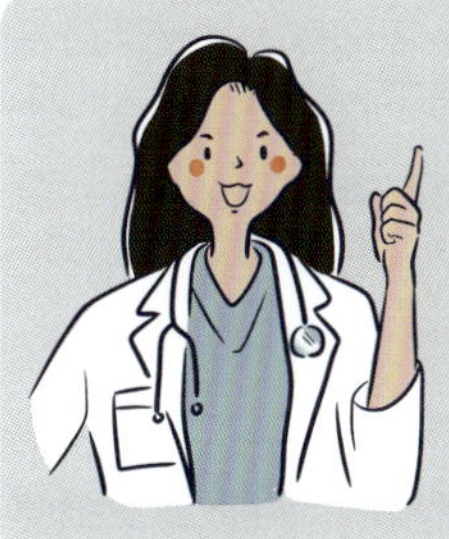

友情提醒

- 对于儿童、妊娠期女性，不建议使用减重药物，推荐通过改变生活行为方式来干预体重问题。
- 育龄期女性在计划妊娠之前，可以考虑使用减重药物。
- 老年人在考虑使用减重药物时，需要仔细权衡利弊。
- 不要自行购买和使用减重药物，可能会带来健康风险。
- 所有用药都应在专业医师的指导下进行，以确保安全性和使用效果。
- 长期用药帮助减重后，预防体重反弹是一个挑战，需要持续的生活方式改变和医疗监督。

04 肥胖症的心理干预

肥胖者常常面临来自社会的压力和歧视，这导致他们自尊心受损、焦虑和抑郁情绪增加，同时心理因素也与肥胖的发生和持续有关。肥胖者的心理状况多种多样，“抑郁”“焦虑”“进食障碍”是压在肥胖人群身上的“三座大山”，是发生率最高的三大心理问题。

正确的认知及健康的心理是开启减肥的第一步。
针对肥胖，认知行为干预及精神心理支持尤为重要。

认知行为疗法

正所谓“兵马未动，粮草先行”，充分认识肥胖的危害，做好与其持久斗争的准备，是开启减肥之路的第一炮。认知行为包括自我监控、控制进食、刺激控制、认知重建和放松技巧等。例如，每天记录体重的变化，控制进食的种类及速度，减少高脂肪、高盐类食物摄入，寻求朋友及家庭的帮助等。

心理评估

“沮丧”“压力”“抑郁”等诸多坏情绪易导致肥胖者过度进食并引发其罪恶感，从而使其陷入恶性循环。充分尊重肥胖人群、倾听他们的烦恼和苦闷，并且通过积极的干预，提升肥胖人群减重治疗信心，提高减重效果。

人际心理治疗

健康丰富的人际关系是强大的精神支持力。人际心理治疗是一种以改善患者人际关系为重点的短程心理治疗。肥胖患者的人际关系多较为敏感，消极的心理状态会进一步增加超重和肥胖程度。人际关系的改善能够明显提高肥胖患者的心理、精神状态，促使其复胖发生率降低。

家庭治疗

“家”永远是幸福的港湾，是避风港，是归宿。家庭的力量是无限的，可以调动肥胖患者内在潜能，形成良好饮食、运动和生活习惯。儿童处于饮食行为及生活习惯形成的重要时期，父母的行为习惯对儿童饮食习惯的形成有很强的协同作用。家庭干预会降低肥胖儿童BMI、血压、体脂等生理指标。

05 肥胖症的中医药治疗

在中医理论中，肥胖症被归类为痰湿、气滞、血瘀等病理机制的表现。针对肥胖症，中医提供了一系列的治疗方法，包括饮食调整、运动锻炼、中医药调理等。

A. 饮食调整： 中医强调饮食与肥胖症的密切关系。

减少高热量食物：避免高热量、高脂肪食物。

选择健康食材：多吃低脂、低糖、高纤维食物，包括五谷杂粮、蔬菜、水果。

优质蛋白质：适量进食瘦肉、鱼类等。

B. 运动锻炼： 中医强调运动锻炼对于肥胖症的治疗和预防至关重要，根据中医理论，肥胖是气滞血瘀的结果。

有氧运动：推荐散步、慢跑、游泳等，每周至少3次，每次30分钟以上。

促进气血循环：运动有助于消除湿气和瘀血，改善气滞血瘀状况。

体外排湿：桑拿、艾灸等方法也有助于排湿。

C. 中医药调理： 中医药调理是治疗肥胖症的重要手段。

改善湿气循环：中医药可以调节脾胃，加速新陈代谢，促进脂肪燃烧。

个性化治疗：根据个人体质和病情，选择适合的中药，如山楂、薏苡仁等，用于排湿消脂、健脾和胃。

专业指导：中医药调理应在专业中医师指导下进行，以确保安全有效。

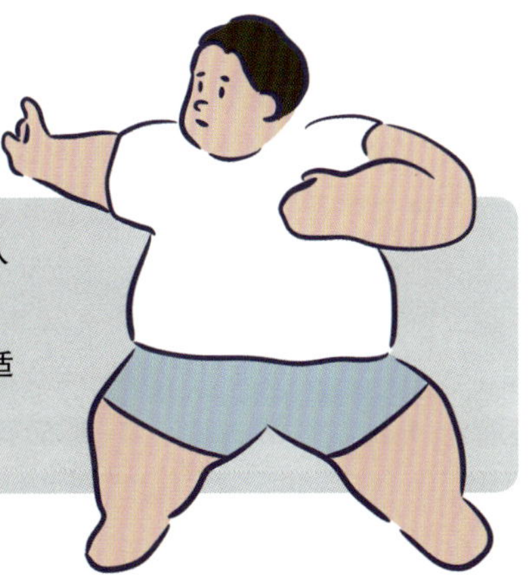

可采用中医导引法（如24式太极拳功法、八段锦功法、易筋经功法）辅助进行体重管理；也可将“正念干预”作为中医心理调适方案进行行为心理干预。

06 肥胖症的外科手术治疗

什么是减重手术，它有哪些类型?

减重手术是一种通过缩小胃容积和（或）缩短小肠有效长度来限制食物摄入量和（或）减少营养吸收的外科手术，用于治疗肥胖症。
手术的原理是通过改变胃的解剖结构和食物通过胃肠道的方式，来减少食物的摄入量和吸收量，从而达到减轻体重的效果。

这种手术不仅能减轻体重，还能有效改善或缓解与肥胖症相关的疾病，如2型糖尿病、非酒精性脂肪性肝病、睡眠呼吸暂停综合征、多囊卵巢综合征和高血压等。手术方式主要包括：

- 限制摄食量。
- 减少营养吸收。
- 平衡摄食量限制和营养吸收减少。

哪些人适合接受肥胖症的外科手术干预?

肥胖症的外科手术干预有明确的适应证，主要包括以下几类人群。

- 成年人：18~70周岁，BMI≥32.5 kg/m²，或者BMI≥27.5 kg/m²并伴有2型糖尿病。
- 内科减重无效者：18~70周岁，BMI为27.5~32.5 kg/m²，内科减重方法无效，或伴有肥胖症相关其他疾病，内科治疗无效。
- 老年人：年龄≥70周岁，可参考18~70周岁人群的手术适应证，但需考虑合并疾病及其身体功能。
- 儿童、青少年：18周岁以下的儿童、青少年，体重超过同龄人95%百分位的140%，或超过120%并伴有相关疾病的患者，内科治疗无效。
- 重度肥胖症患者，如手术后仍需治疗肥胖症或相关疾病，可能需要再次手术。
- 特定BMI的糖尿病患者：18~70周岁人群，BMI为25.0~27.5 kg/m²，合并2型糖尿病，内科强化治疗后血糖控制不能达标。

减重手术有哪些禁忌证?

- 妊娠期女性。
- 滥用药物或酒精成瘾者。
- 精神疾病未控制或稳定期不足6个月的患者。
- 智力障碍或行为不能自控者。
- 不能配合术后饮食及生活习惯改变，依从性差者。
- 对手术预期不符合实际者。

减重手术后需要注意什么?

- 终身随访，由专科医师或护士进行。
- 术后第一年，每3个月进行一次门诊随访，监测体重变化和血液生化指标。
- 术后2~3周内全流质饮食，之后逐渐过渡到半流质和软质饮食。
- 终身服用复合维生素和微量元素制剂，必要时额外补充。
- 术后并发症预防，包括消化道瘘、出血、梗阻等。
- 对于减重不足或体重反弹的患者，可考虑再次手术。

减重手术后的并发症如何预防?

- 术后近期关注消化道瘘、腹腔出血、消化道出血、梗阻、静脉血栓形成等。
- 术后远期关注营养不良、肠道功能改变等。
- 术后早期体重快速下降时，尽早启动熊去氧胆酸治疗，预防胆石形成。

减重手术后的体重管理如何进行?

- 术后12~24个月间体重达到最低点，之后可能会有轻度反弹。
- 减重不足定义为多余体重减轻百分比不足50%，体重反弹为超过15%。
- 对于减重不足和体重反弹的患者，可加强生活方式干预，应用减重药物治疗，或考虑再次手术。

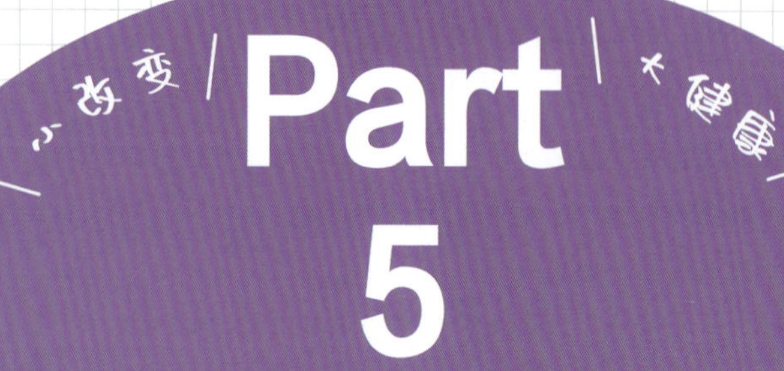

肥胖人群康复秘籍

日常生活节能小技巧

简易呼吸舒缓操

防跌倒小技巧

事半功倍哦

日常生活
节能小技巧

翻身

肺通气差需要体位变换，自主或辅助翻身顺序如下：

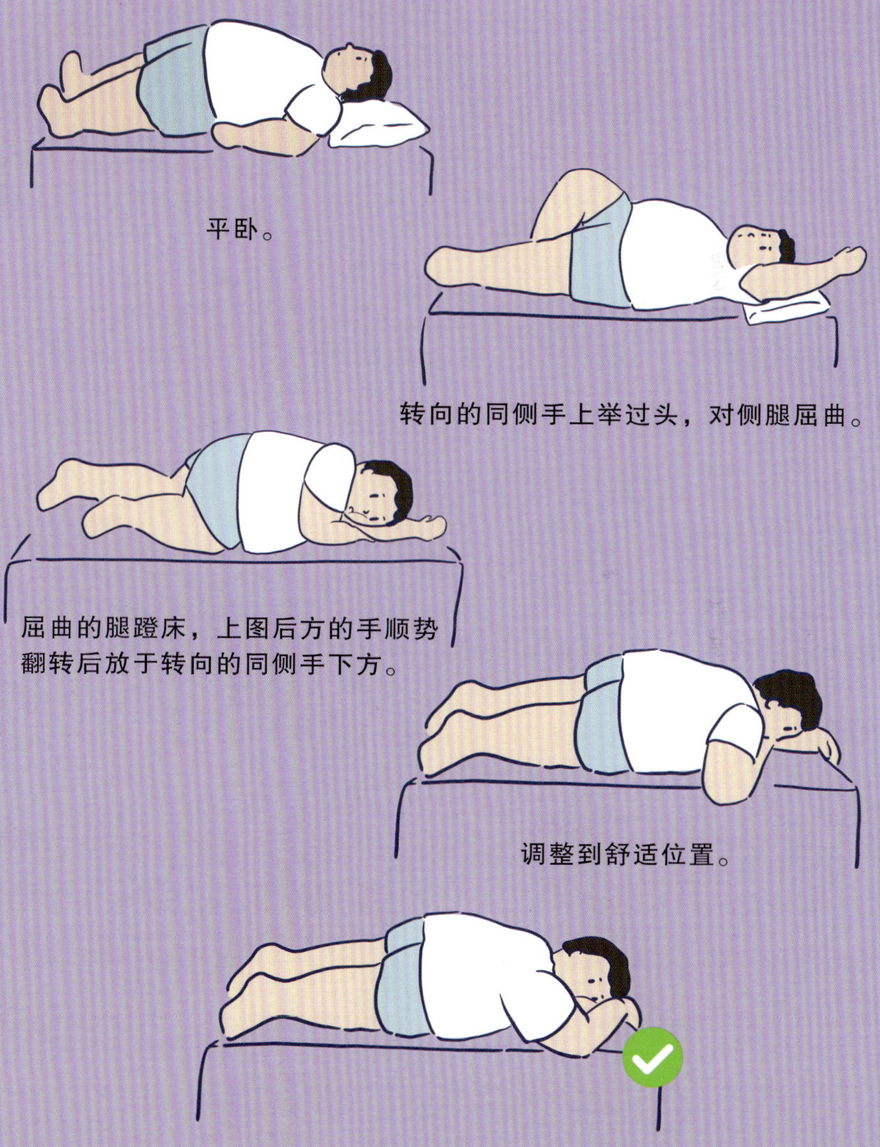

平卧。

转向的同侧手上举过头，对侧腿屈曲。

屈曲的腿蹬床，上图后方的手顺势翻转后放于转向的同侧手下方。

调整到舒适位置。

日常生活节能小技巧｜卧坐转移

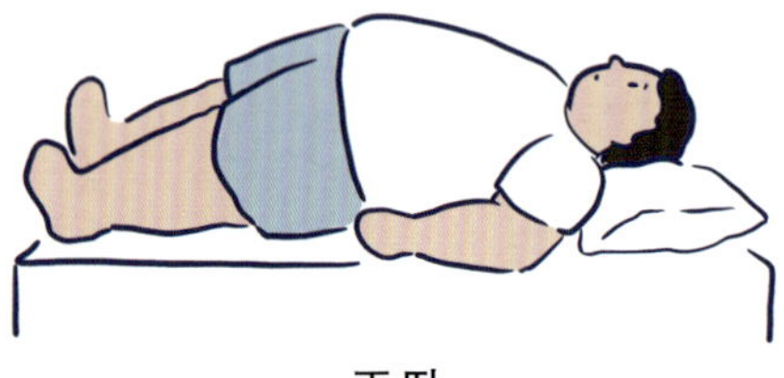

平卧。

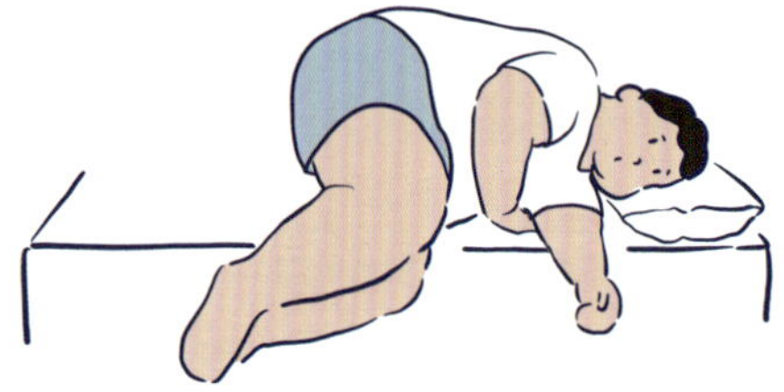

翻身90° 后，下侧手前伸，上侧手撑床，双腿置于床边沿，双腿尽量靠近肚子。

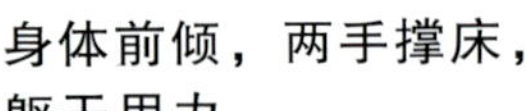

身体前倾，两手撑床，躯干用力。

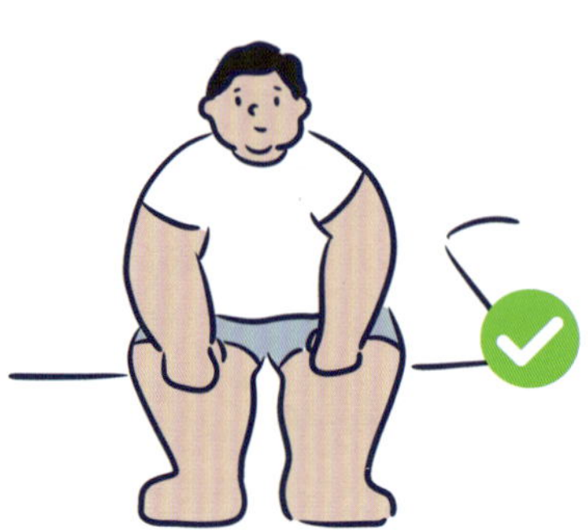

日常生活
节能小技巧

坐站转移

坐 → 站

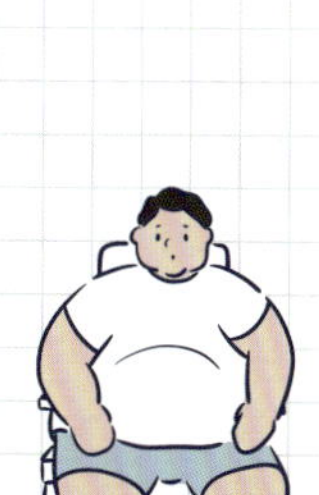
坐位。

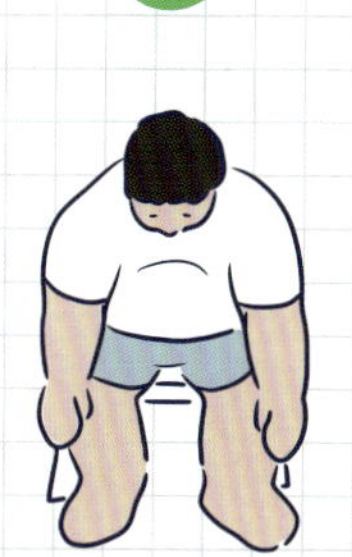
身体前倾，两脚分开，双手向前伸，重心前移。

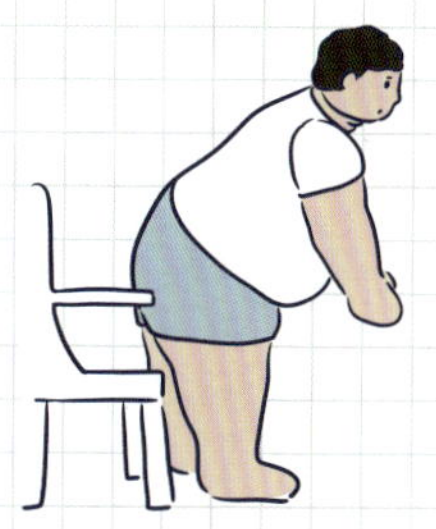
双腿蹬地，重心向前上方移动。

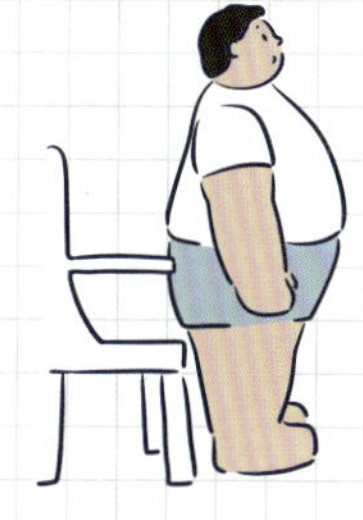
站直挺胸抬头。

站 → 坐

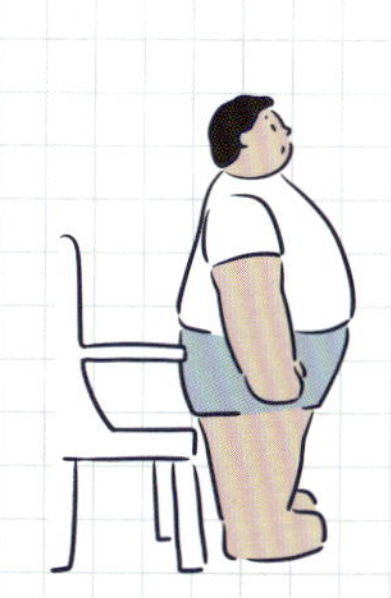
站立位，确定好椅子的位置。

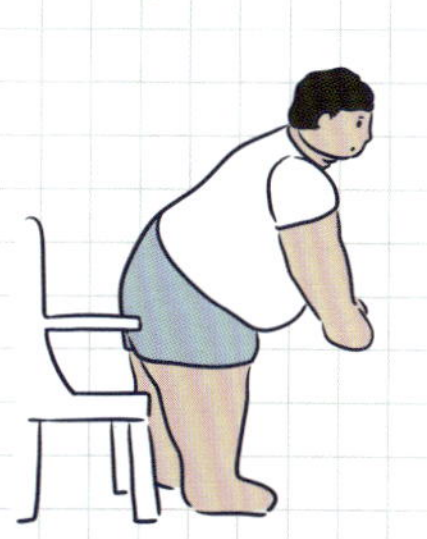
手前伸保持平衡，微屈双膝，慢慢降低重心。

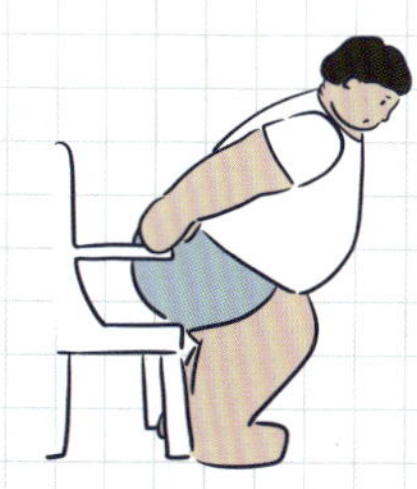
双手向后抓椅子扶手（如无扶手，双手可去找椅面）。

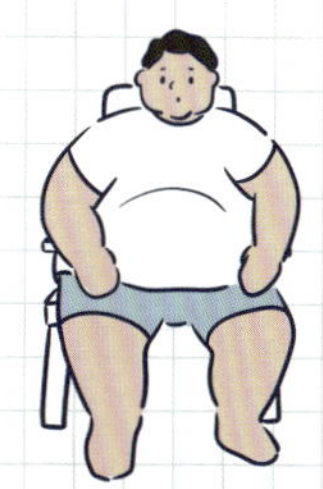
身体前倾状态慢慢坐下，缓解对脊柱的冲击力。

日常生活
节能小技巧

搬重物

通过屈髋屈膝状态去搬重物，并双腿蹬地站起。始终收腹并保持腰部相对稳定的状态。

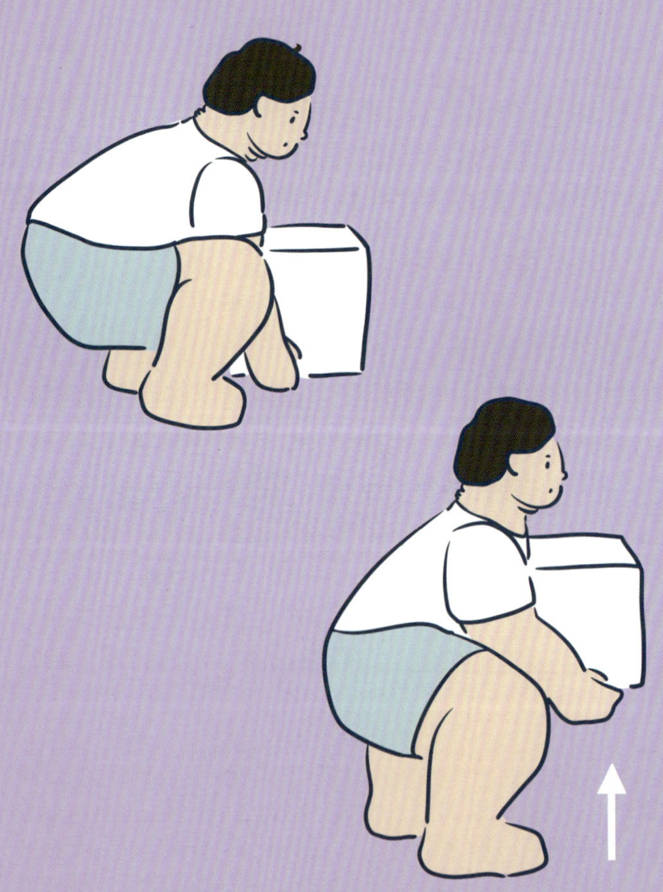

简易呼吸舒缓操

前屈伸展

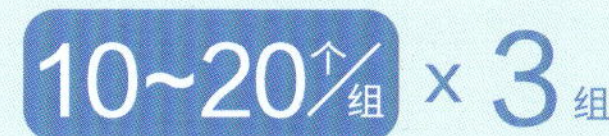

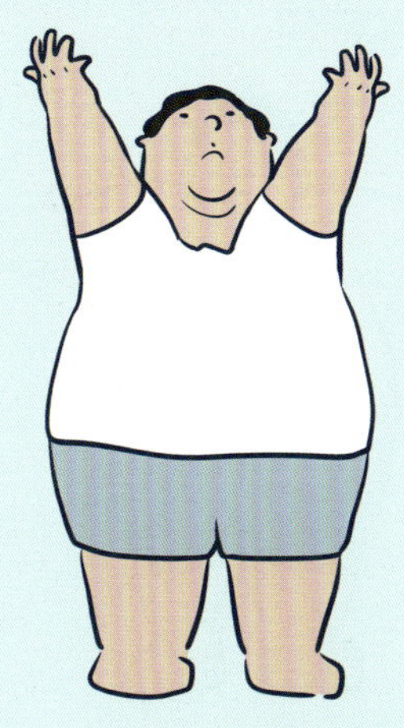

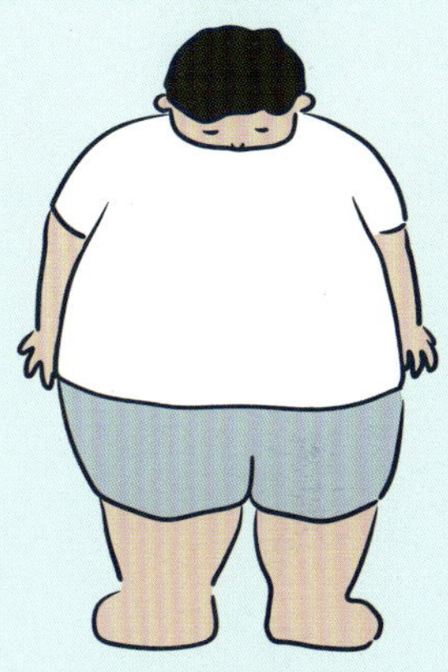

01 吸气，双手上举，手心向后，双眼看手。

02 吸气，双手向后摆，双眼看脚。

如有心功能障碍，上举时双手降低高度

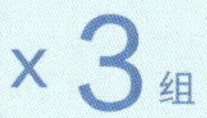

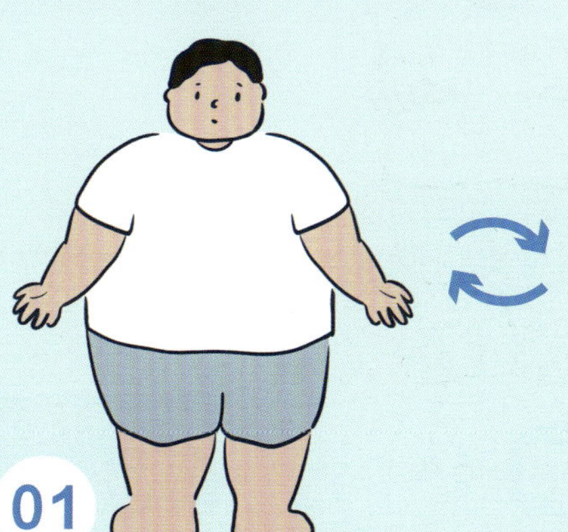

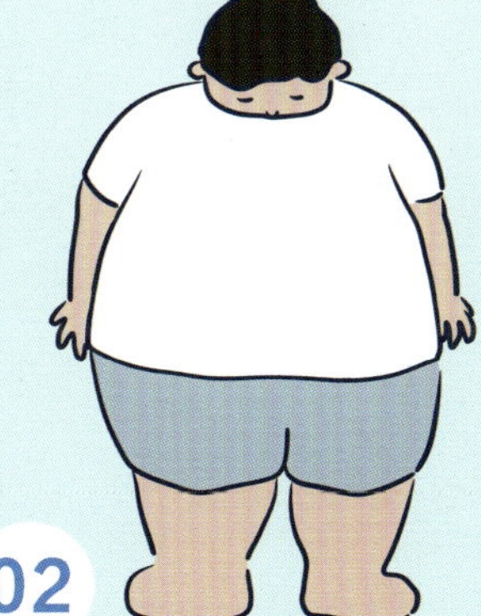

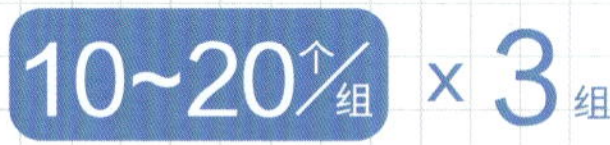

简易呼吸舒缓操

外展伸展

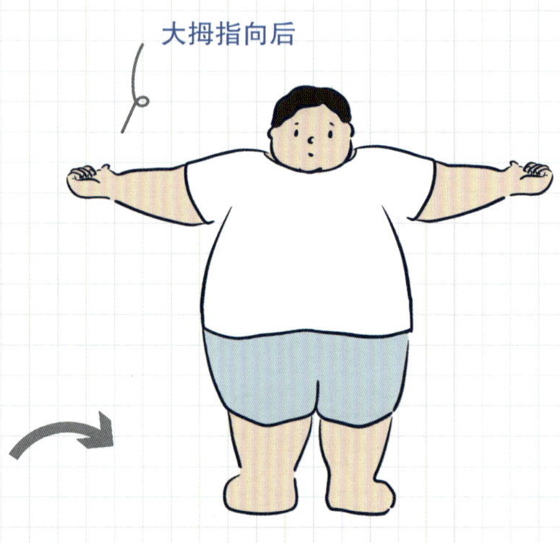

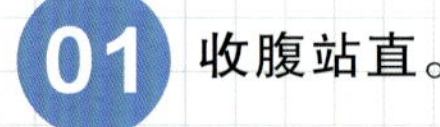

02 吸气双手打开。

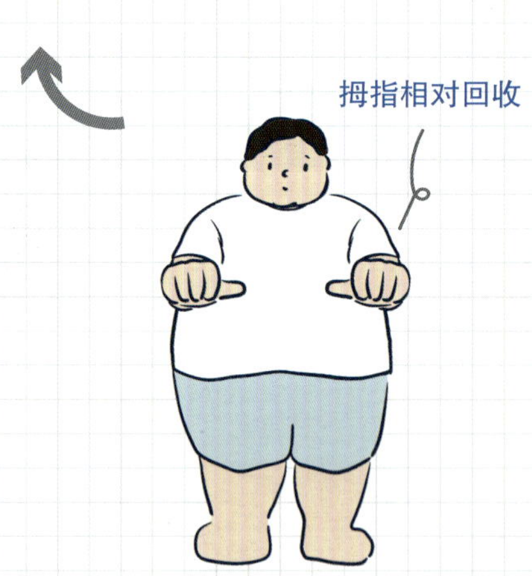

03 吐气。

如有心功能障碍，双臂可降低高度

简易呼吸舒缓操 | 转体开肩

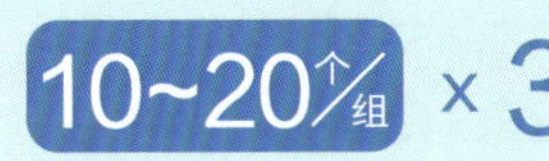

x 3组

一侧大拇指前伸

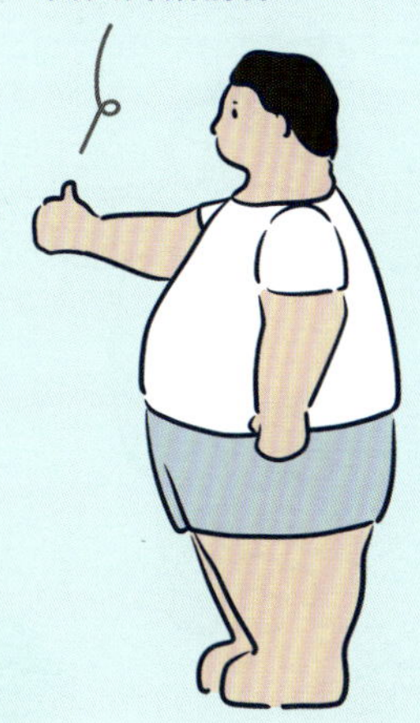

头看拇指

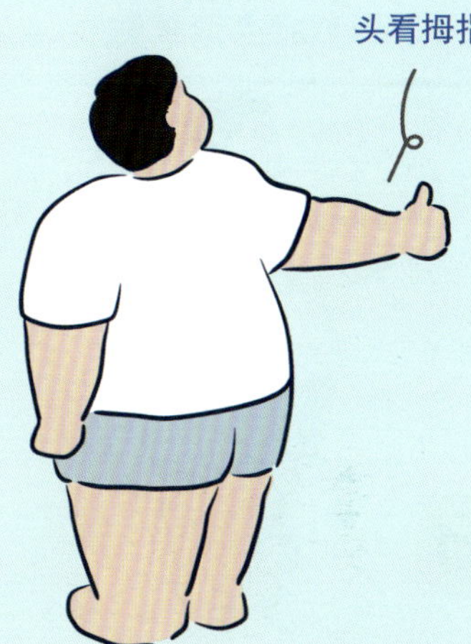

01 吸气向外侧伸展打开拉伸前伸。

02 转体，吐气收回。

如有心功能障碍，手臂不用举太高

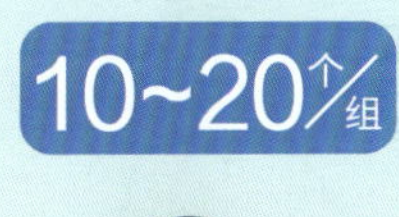

x 3组

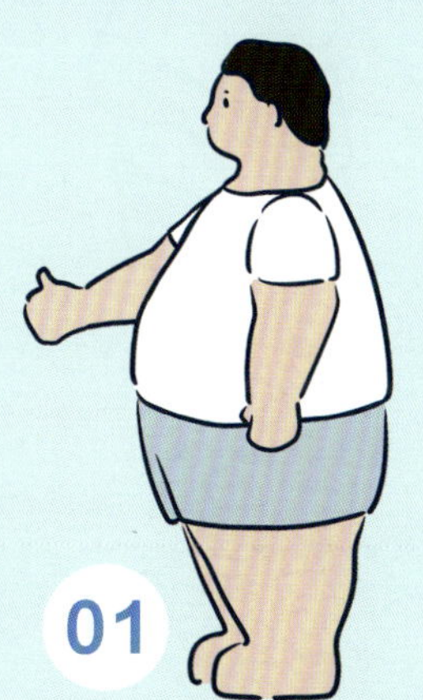

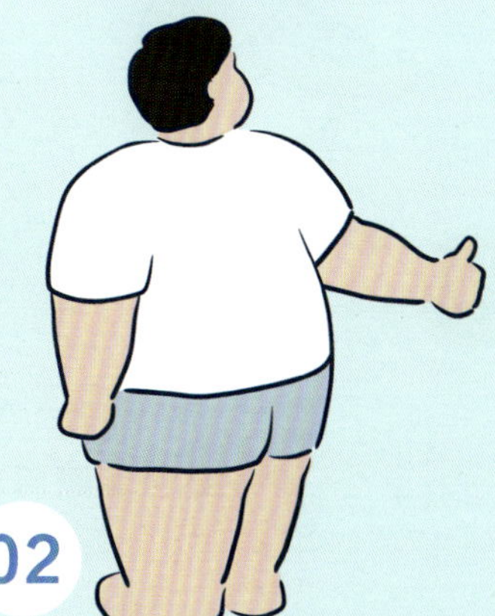

01

02

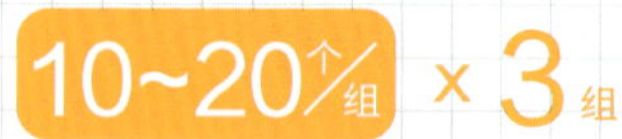

简易呼吸舒缓操 | 加强转体

双脚分开与肩同宽

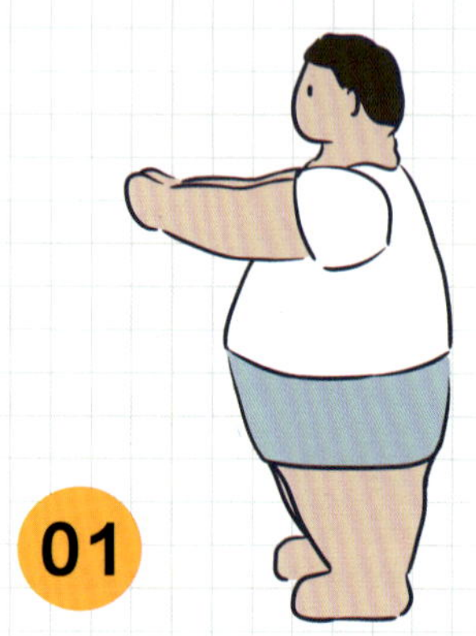

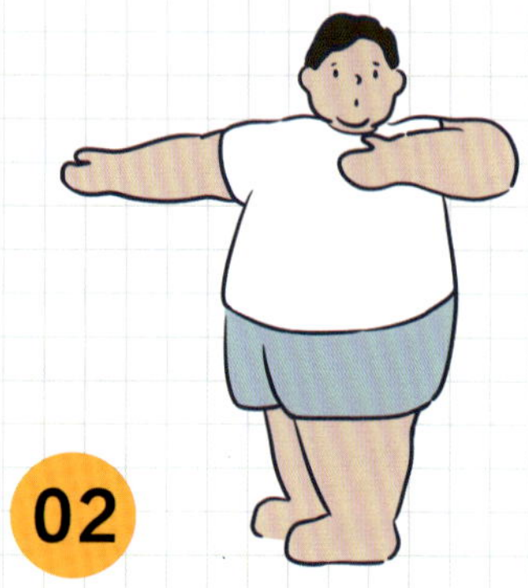

双手向前平举，掌心相对，吸气。左手屈肘向后拉，右手向前伸，头随手动，身体尽可能最大范围转向左侧，深长呼气。双手回正，吸气。右手屈肘向后拉，左手向前伸，头随手动，身体尽可能最大范围转向右侧，深长呼气。

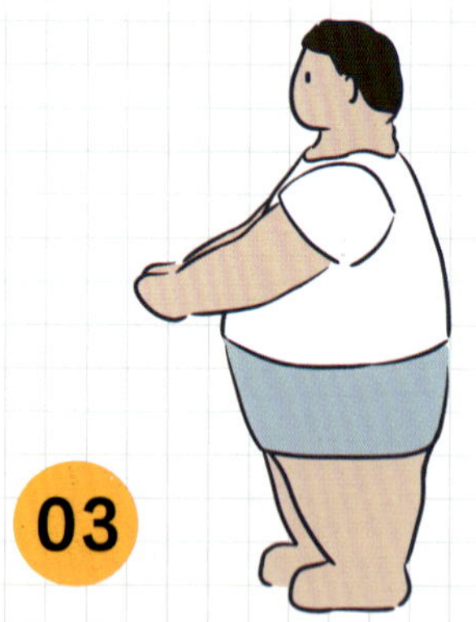

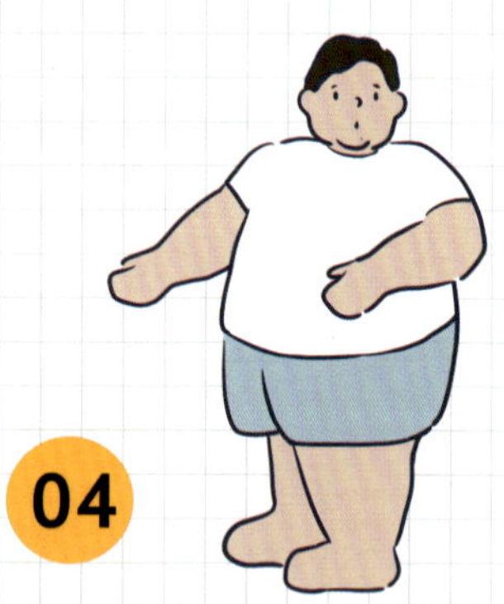

如有心功能障碍，双臂降低上举高度，动作同上。

防跌倒小技巧

踝策略

01

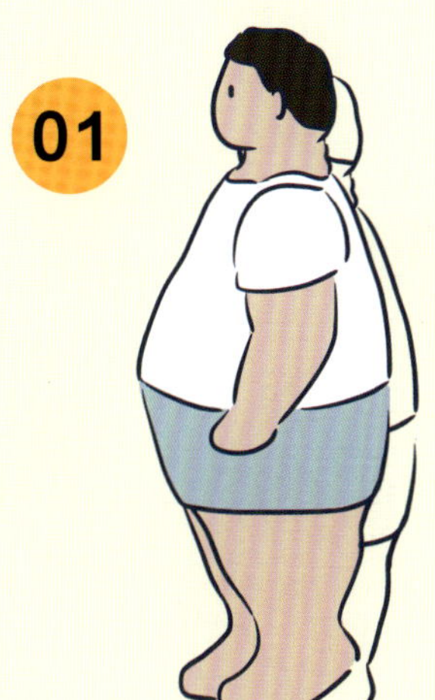

坐着、躺着时有意识地做踝关节的屈伸动作；站立状态下多做提踵（抬脚跟踮脚）动作，有利于增强踝关节的稳定性与灵活性。

02

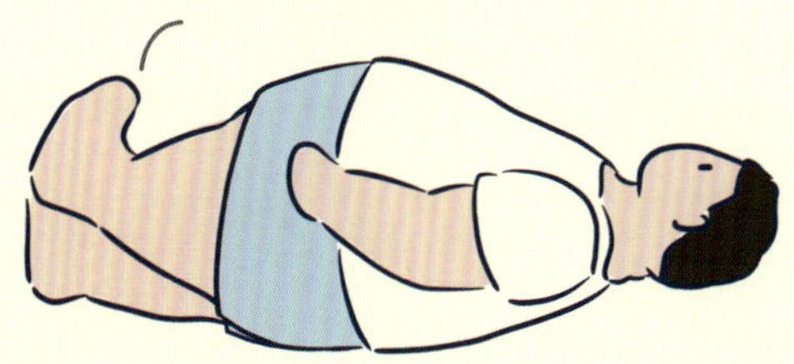

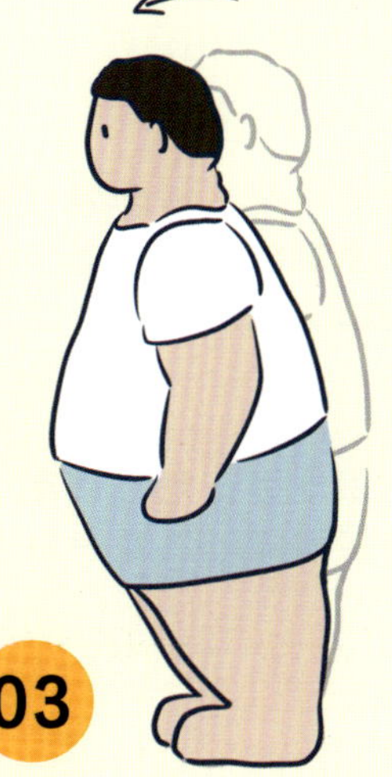

当遇到地面不平、重心不稳等情况时，要有调动踝关节来维持身体平衡的意识。

03

防跌倒
小技巧

髋策略

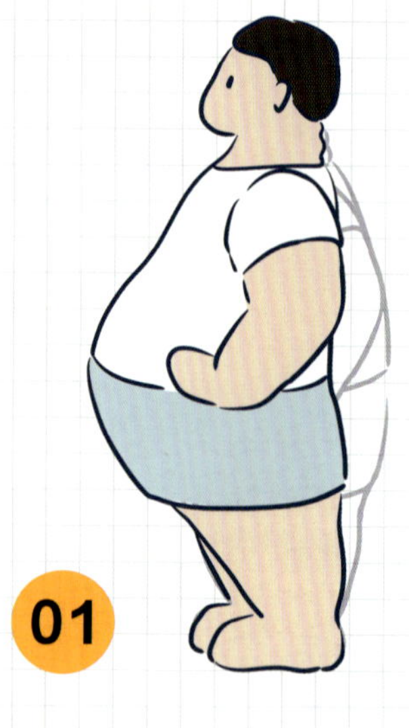

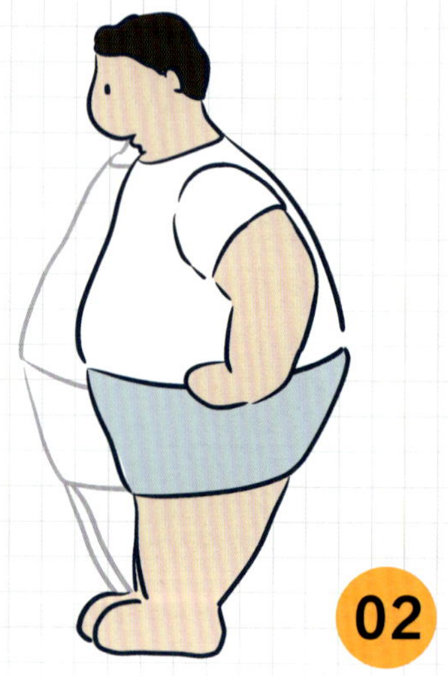

当身体受到较大干扰，或者双腿距离较近而启动踝关节平衡策略有困难时，通过髋关节活动（扭屁股样）来稳定重心保持平衡，预防跌倒。

平时可以有意识地进行重心调整训练，前后左右各个方向多做尝试，减少跌倒风险。

防跌倒
小技巧

跨步策略

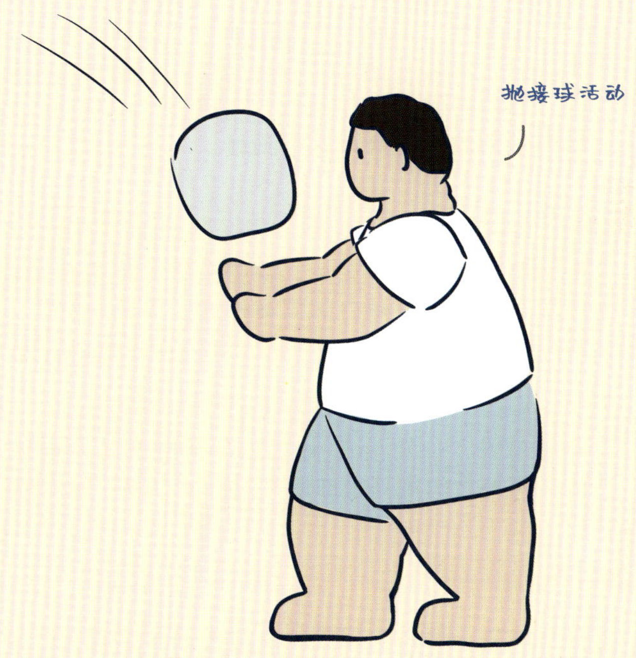

当遇到较强的外部干扰力，如被别人推了一下或者是脚下被绊倒，可以通过向作用力的方向快速跨步，以此来重新建立支撑点，保持平衡。

平时需要多培养跨步策略的意识，提高反应能力。例如，在稳定平面做抛接球活动，自主训练跨步动作，提高身体的平衡能力，预防跌倒。

附录

人体常用测量学指标——测量/计算方法

指标	测量/计算方法
身高	需脱鞋、脱帽，站立时双脚并拢，放松双肩及腹部，平稳呼吸，目视前方，使用经过校准且在校准有效期内的身高计进行测量。
体重	在空腹状态下，排尿后，穿着单衣，使用经过校准且在校准有效期内的体重秤进行称量。
腰围	穿着单衣，使用皮尺,找到肋骨最低处和髂骨最高处，两处之间找到腰部最窄的部位，绕一圈测量。
臀围	垂直站立，使用皮尺围绕从耻骨联合至臀大肌最凸出位置（即臀部最突出的位置）一周，测量周径。
颈围	使用皮尺围绕颈部的后面，位于第七颈椎棘突（即颈椎最突出的部位）和颈部前面，并位于喉结下方的凹陷处绕一圈，测量周径。
BMI	体重（kg）/ [身高（m）]^2
腰臀比	腰围（cm）/ 臀围（cm）

参考文献

1.Pierce AM, Brown LK. Obesity hypoventilation syndrome: current theories of pathogenesis[J]. Curr Opin Pulm Med, 2015,21(6):557-562.

2.Nowbar S, Burkart KM, Gonzales R, et al. Obesity-associated hypoventilation in hospitalized patients: prevalence, effects, and outcome[J]. Am J Med,2004,116(1):1-7.

3.Chau EH, Lam D, Wong J, et al. Obesity hypoventilation syndrome: a review of epidemiology, pathophysiology, and perioperative considerations[J]. Anesthesiology, 2012,117(1):188-205.

4.Berg G, Delaive K, Manfreda J, et al. The use of health-care resources in obesity-hypoventilation syndrome[J]. Chest, 2001,120(2):377-383.

5.Manthous CA, Mokhlesi B. Avoiding Management Errors in Patients with Obesity Hypoventilation Syndrome[J]. Ann Am Thorac Soc, 2016,13(1):109-114.

6.Berger KI, Ayappa I, Sorkin IB, et al. CO(2) homeostasis during periodic breathing in obstructive sleep apnea[J]. J Appl Physiol (1985),2000,88(1):257-264.

7.Masa JF, Ben í tez I, S á nchez-Quiroga MÁ, et al. Long-term Noninvasive Ventilation in Obesity Hypoventilation Syndrome Without Severe OSA: The Pickwick Randomized Controlled Trial[J]. Chest, 2020,158(3):1176-1186.

8.Afshar M, Brozek JL, Soghier I, et al. The Role of Positive Airway Pressure Therapy in Adults with Obesity Hypoventilation Syndrome. A Systematic Review and Meta-Analysis[J]. Ann Am Thorac Soc, 2020,17(3):344-360.

9.Murray CJL, Aravkin AY, Zheng P, et al. Global burden of 87 risk factors in 204 countries and territories, 1990 - 2019: a systematic analysis for the Global Burden of Disease Study 2019[J]. Lancet, 2020,396:1223-1249.

10.Okunogbe A, Nugent R, Spencer G, et al. Economic impacts of overweight and obesity: current and future estimates for 161 countries[J]. BMJ Glob Health, 2022,7:e009773.

11.World Health Organization. Obesity and overweight. https://www.who.int/news-room/-fact-sheets/detail/obesity-and-overweight. Accessed December 25, 2024.

12.林果为，王吉耀，葛均波. 实用内科学（第15版）. 北京：人民卫生出版社，2017.

13.中国超重肥胖医学营养治疗专家共识编写委员会. 中国超重/肥胖医学营养治疗专家共识（2016年版）[J]. 中华糖尿病杂志, 2016,8(9):525-540.

14.Ross R, Neeland IJ, Magalhães-Câmara D, et al. The role of body composition in the development of cardiovascular disease: a focus on body fat distribution[J]. Nat Rev

Endocrinol, 2020,16(3):177-189.

15.席焕久，陈昭. 人体测量方法. 北京：北京科学出版社，2010.

16.Bl ü her M. Obesity: Global epidemiology and pathogenesis[J]. Nature Reviews Endocrinology, 2019,15:288-298.

17.Arner P, Bernard S, Appelsved L, et al. Adipose lipid turnover and long-term changes in body weight[J]. Nat Med, 2019,25(9):1385-1389.

18.Kivimäki M, Strandberg T, Pentti J, et al. Body-mass index and risk of obesity-related complex multimorbidity: an observational multicohort study[J]. Lancet Diabetes Endocrinol, 2022,10(4):253-263.

19.Chen K, Shen Z, Gu W, et al. Prevalence of obesity and associated complications in China: A cross-sectional, real-world study in 15.8 million adults[J]. Diabetes Obes Metab，2023，25(11):3390-3399.

20.罗金梅, 肖毅. 阻塞性睡眠呼吸暂停和肥胖低通气综合征的识别[J]. 中华结核和呼吸杂志, 2023, 46(8): 847-850.

21.WS/T 424-2013. 人群健康监测人体测量方法. 北京: 中华人民共和国国家卫生和计划生育委员会, 2013. 发布日期：2013-04-18; 实施日期：2013-10-01.

22.毛爱华, 王蕊. 5种皮褶厚度公式对肥胖儿童少年体脂量预测的比较研究[J]. 沈阳体育学院学报, 2015,34(1):98-101.

23.World Obesity Federation. World Obesity Atlas 2024. London: World Obesity Federation，2024.

24.国家卫生健康委员会，教育部，民政部，等. “体重管理年”活动实施方案. 国卫医急发〔2024〕21号, 2024年6月6日发布.

25.成人肥胖食养指南（2024 年版）.国家卫生健康委办公厅，2024.

26.中华医学会内分泌学分会. 肥胖患者的长期体重管理及药物临床应用指南(2024版)[J].中华内分泌代谢杂志, 2024,40(7):545-564.

27.国家卫生健康委员会. 肥胖症诊疗指南(2024年版). 2024-10-12.

28.中国医疗保健国际交流促进会营养与代谢管理分会，中国营养学会临床营养分会，中华医学会糖尿病学分会，等. 中国超重/肥胖医学营养治疗指南（2021）[J]. 中国医学前沿杂志（电子版）, 2021, 13(11): 1-55.